钱伯煊 编

第二辑

现代著名老中医名著重刊丛书

女科证治

人民卫生出版社

图书在版编目（CIP）数据

女科证治 / 钱伯煊编．—北京：人民卫生出版社，2006.1

（现代著名老中医名著重刊丛书 第二辑）

ISBN 978-7-117-07196-3

Ⅰ.女… Ⅱ.钱… Ⅲ.中医妇产科学 Ⅳ.R271

中国版本图书馆 CIP 数据核字（2005）第 128094 号

现代著名老中医名著重刊丛书

第二辑

女 科 证 治

编　　者：钱伯煊

出版发行：人民卫生出版社（中继线 010-59780011）

地　　址：北京市朝阳区潘家园南里 19 号

邮　　编：100021

E - mail：pmph @ pmph.com

购书热线：010-59787592　010-59787584　010-65264830

印　　刷：三河市宏达印刷有限公司

经　　销：新华书店

开　　本：850 × 1168　1/32　　印张：3.25

字　　数：67 千字

版　　次：2006 年 1 月第 1 版　2025 年 6 月第 1 版第13次印刷

标准书号：ISBN 978-7-117-07196-3/R · 7197

定　　价：9.00 元

打击盗版举报电话：010-59787491　E-mail：WQ @ pmph.com

（凡属印装质量问题请与本社市场营销中心联系退换）

出版说明

自 20 世纪 60 年代开始，我社先后组织出版了一批著名老中医经验整理著作，包括医论医话等。半个世纪过去了，这批著作对我国近代中医学术的发展产生了积极的推动作用，整理出版著名老中医经验的重大意义正在日益彰显，这些著名老中医在我国近代中医发展史上占有重要地位。他们当中的代表如秦伯未、施今墨、蒲辅周等著名医家，既熟通旧学，又勤修新知；既提倡继承传统中医，又不排斥西医诊疗技术的应用，在中医学发展过程中起到了承前启后的作用。这批著作均成于他们的垂暮之年，有的甚至撰写于病榻之前，无论是亲自撰述，还是口传身授，或是其弟子整理，都集中反映了他们毕生所学和临床经验之精华，诸位名老中医不吝秘术、广求传播，所秉承的正是力求为民除瘼的一片赤诚之心。诸位先贤治学严谨，厚积薄发，所述医案，辨证明晰，治必效验，不仅具有很强的临床实用性，其中也不乏具有创造性的建树；医话著作则娓娓道来，深入浅出，是学习中医的难得佳作，为近世不可多得的传世之作。

由于原版书出版的时间已久，已很难见到，部分著作甚至已成为学习中医者的收藏珍品，为促进中医临床和中医学术水平的提高，我社决定将一批名医名著编为

《现代著名老中医名著重刊丛书》分批出版，以飨读者。

第一辑收录13种名著：

《中医临证备要》　《施今墨临床经验集》
《蒲辅周医案》　《蒲辅周医疗经验》
《岳美中论医集》　《岳美中医案集》
《郭士魁临床经验选集——杂病证治》
《钱伯煊妇科医案》　《朱小南妇科经验选》
《赵心波儿科临床经验选编》《赵锡武医疗经验》
《朱仁康临床经验集——皮肤外科》
《张赞臣临床经验选编》

第二辑收录14种名著：

《中医入门》　《章太炎医论》
《冉雪峰医案》　《菊人医话》
《赵炳南临床经验集》　《刘奉五妇科经验》
《关幼波临床经验选》　《女科证治》
《从病例谈辨证论治》　《读古医书随笔》
《金寿山医论选集》　《刘寿山正骨经验》
《韦文贵眼科临床经验选》
《陆瘦燕针灸论著医案选》

这批名著原于20世纪60年代前后至80年代初在我社出版，自发行以来一直受到读者的广泛欢迎，其中多数品种的发行量都达到了数十万册，在中医界产生了很大的影响，对提高中医临床水平和中医事业的发展起到了极大的推动作用。

为使读者能够原汁原味地阅读名老中医原著，我们在重刊时采取尽可能保持原书原貌的原则，主要修改了原著中疏漏的少量印制错误，规范了文字用法和体例层次，在版式上则按照现在读者的阅读习惯予以编排。此外，为不影响原书内容的准确性，避免因换算造成的人为错误，部分旧制的药名、病名、医学术语、计量单位、现已淘汰的检测项目与方法等均未改动，保留了原貌。对于犀角、虎骨等现已禁止使用的药品，本次重刊也未予改动，希冀读者在临证时使用相应的代用品。

人民卫生出版社

2005 年 10 月

凡　例

1. 本书着重介绍个人治疗妇产科一些疾病的临床经验和体会，故引述历代理论不多。

2. 本书主要参考书籍有《内经》、《金匮要略》、《医宗金鉴》以及历代医家的有效方剂等。

3. 所列药物剂量为临床一般所常用的剂量，如遇特殊情况，应当按病情轻重缓急需要，适当斟酌加减。

4. 方剂的应用，大部分根据个人在实践中用之比较有效的方剂，加减出入。

5. 对于某病，个人有所体会以及在临床实践中的一得之见，在“按语”项下介绍。

6. 本书所用丸剂，均可改作汤剂。

凡 例

目　录

第一章 月 经 病

月经的来源主要由于心、脾、肝、肾四经。因心主血，脾统血，肝藏血，肾藏精，若四经功能协调，则月经按期而至，是为正常。相反，如心、脾、肝、肾受到损伤，就会发生月经病。此外在奇经八脉方面，冲任二脉，也能影响月经，使之失常。历代文献中有关这方面的理论甚多，选述如下：

《素问·上古天真论》说："女子七岁，肾气盛，齿更发长。二七而天癸至，任脉通，太冲脉盛，月事以时下"。

唐·王冰说："冲为血海，诸经朝会，男子则运而行之，女子则停而止之，谓之血室"。

宋·齐仲甫说："妇人月水，本于四经，二者冲任，二者手太阳小肠，手少阴心，然冲为血海，任主胞胎，二者相资，故令有子，小肠经属腑，主表为阳，少阴经属脏，主里属阴，此二经在上为乳汁，在下为月水"。

明·薛己说："血者，水谷之精气也，和调五脏，洒陈六腑，在男子则化而为精，在妇人则上为乳汁，下为月水，故虽心主血，肝藏血，亦皆统摄于脾，补脾和胃，血自生矣"。

明·马莳说："冲任二脉，奇经八脉之二也"。

清·萧壎说："女子月经，本于血室，血室即血海，而其脉则属于冲任督三脉，心与小肠二经，为月水之源也”。

《医宗金鉴》说:“女子阴类也，以血为主。其血上应太阴，下应海潮，月有盈亏，潮有朝夕，月经三旬一下与之相符，故又谓之月水、月信也”。

综上所述，可以看出，月经的来源主要在于心脾和冲任，但是在肝肾方面亦有重要的相互关系。因女子属阴，以血为本，故有女子以肝为先天之称，肝又为藏血之脏，若藏血充盈，则血海能满而下溢，肾藏精以施化，与任脉相系，肾强则任脉亦强，若肝、肾精血充沛，则冲、任二脉得滋，月经也能按期而至。因此月经的来源，虽则由于心、脾两经和冲、任二脉，但亦不能忽视肝、肾与冲、任的关系，所以治疗月经病，必须明了心、脾、肝、肾与冲、任几方面的相互作用和影响，以及主要发病的内在因素。

第一节　月经先期

月经先期是指月经每月超前来潮六七天以上者，甚至一月两至，称为月经先期。其原因以脾虚，血热居多。

一、脾虚

病因：由于思虑伤脾，脾主统血，脾虚气弱，失其统摄之司。

症状：面浮色㿠，神倦气短，四肢肿胀，纳少便溏，经色淡红，舌苔薄白腻、边有齿痕，脉象沉软。

治法：补气健脾，佐以运中。

方剂：香砂六君子汤加味。

党参 15 克　白术 9 克　茯苓 12 克　甘草 6 克　橘

皮6克　制半夏9克　木香6克　砂仁3克　山药12克

方解：本方以党参、白术补气健脾，茯苓益脾渗湿，甘草和中，橘皮、木香调气运中，半夏和胃，砂仁行气调中，山药补脾益肾。

按语：此证由于脾弱气虚，中运不健，故以健脾为主，和胃为辅，使脾胃得健，则气旺可以统摄，不致经行先期。

二、血热

病因：由于肠胃积热，冲脉隶属于阳明，冲为血海，于是血海受热而妄行。

症状：面发热疹，口渴唇燥，大便秘结，小便热少，经色深红量多，舌苔黄质绛有刺，脉象弦数。

治法：清热凉血。

方剂：玉女煎加减。

生石膏30克　鲜生地30克　知母9克　丹皮9克　瓜蒌12克　茅根30克　灯心3克

方解：本方以石膏清阳明火，生地清热凉血，知母、瓜蒌泻火润肠，丹皮、茅根清血热，灯心清热利水。

按语：此证由于血热，故以泻火凉血为主，使血热得清，则血海安宁而不致妄行。

第二节　月经后期

月经经常错后五六天以上来潮，称为月经后期。其原因以血虚、气郁两类居多。

一、血虚

病因：由于吐血下血，损伤营血，血海不满，未能如期而至。

症状：面色苍白，头晕目眩，心悸少寐，筋骨酸痛，经色淡红量少，舌质淡，脉象细濡。

治法：补气养血。

方剂：圣愈汤加减。

党参 15 克　黄芪 12 克　熟地 12 克　当归 9 克　白芍 9 克　柏子仁 12 克　丹参 10 克　牛膝 9 克

方解：本方以党参、黄芪补气生血，熟地补血，当归养血和血，白芍养血滋肝，柏子仁补心脾、滋肝肾，丹参补心去瘀生新，牛膝补肝肾。

按语：此证由于营血不足，故用补气生血之法，使气旺则血自内生，所谓气能生血，气血充足，则冲任得滋，月经自能按期而至。

二、气郁

病因：情志不遂，肝脾郁结，气失调达，气滞则血亦滞，以致月经愆期。

症状：精神抑郁，胸闷胁胀，下腹胀痛，胀甚于痛，经色褐而量少，舌苔薄黄，脉象沉弦。

治法：疏肝解郁，养血调经。

方剂：逍遥散加减。

柴胡 6 克　当归 9 克　白芍 9 克　茯苓 12 克　甘草 6 克　薄荷 3 克　制香附 6 克　郁金 6 克　川芎 3 克　延胡索 6 克

方解：本方以柴胡解郁调经，当归、白芍养血，茯苓、甘草和中，薄荷清热解郁，香附、郁金调气解郁，川芎养血行气，延胡索行血中气滞，气中血滞。

按语：此证由于肝郁气滞，故用疏肝解郁为主，养血调经为辅，凡属血中气滞，用入血分气药，效力较速，可以直达病所，如香附、郁金、川芎、延胡索等，都是入血分的气分药。

第三节 月经先后无定期

月经时先时后，前后差错七天以上称为月经先后无定期。其原因有气血紊乱、冲任损伤两类。

一、气血紊乱

病因：由于恼怒伤肝，思虑伤脾，肝藏血，脾统血，肝脾受伤，于是藏统失司，遂致月经时先时后。

症状：头晕目眩，下腹胀痛，心烦易怒，纳少便溏，经行时多时少，舌苔黄腻有刺，脉象细弦。

治法：补肝脾，调气血。

方剂：八珍汤合抑气散加减。

党参 12 克　白术 9 克　茯苓 12 克　甘草 6 克　地黄 12 克　当归 9 克　白芍 9 克　制香附 6 克　橘皮 6 克

方解：本方以党参、白术、茯苓补脾，地黄、当归、白芍补肝，香附、橘皮调气，甘草和中。

按语：此证由于肝脾受伤，以致气血紊乱，故治以补肝脾，调气血，使肝脾协调，则气血运行才能复常。

二、冲任损伤

病因：由于多产或流产，以致冲任受伤，不能调节经血，血海未满而先溢，则月经先期，若血海无余而不下，则月经后期。

症状：头晕耳鸣，腰背酸痛，带下绵绵，月经量多，舌苔中剥，脉象细软。

治法：补肝肾，滋冲任。

方剂：左归饮加减。

熟地 12 克　萸肉 6 克　山药 12 克　枸杞子 9 克　菟丝子 9 克　龟板胶 9 克　鹿角胶 9 克　当归 9 克　白芍 9 克

方解：本方以熟地、萸肉滋养肝肾，山药补脾肾，枸杞子补养肝肾，菟丝子温补三阴，龟板胶入任补阴，鹿角胶入督补阳，当归养血和血，白芍养血敛肝。

按语：此证由于肝肾两虚，冲任失滋，故治法以补肝肾、滋冲任，使肝肾强则冲任亦强，因肝肾与冲任关系密切之故。

附注：上方如无龟板胶可改用龟板 15 克，如无鹿角胶可改用鹿角霜 9 克。

第四节　月 经 量 多

月经量多、是指月经来时超过正常的血量，但周期仍一月一次。月经量多的原因，多见于气虚、血热两类。

一、气虚

病因：由于过劳伤气，气虚不能摄血，于是月经量多。

症状：面浮色眺，气短神倦，四肢肿胀，下腹气坠，经血色淡量多，舌苔薄白，脉象沉软。

治法：补中益气。

方剂：补中益气汤加减。

党参 15 克　黄芪 12 克　白术 9 克　柴胡 3 克　升麻 3 克　甘草 6 克　橘皮 6 克　赤石脂 15 克

方解：本方以党参、黄芪补气，白术健脾，柴胡、升麻升提下陷之气，橘皮、甘草调气和中，赤石脂重涩固下。

按语：此证由于中气虚弱，故用补中气、健脾胃、升清阳之法，使中气旺、脾胃健，则气不下陷，经血自能控制。

二、血热

病因：由于肠胃积热，下注冲脉，血海受热，于是经行量多。

治法：清热凉血。

方剂：玉女煎加减。

生石膏 30 克　鲜生地 30 克　知母 9 克　丹皮 9 克　瓜蒌 15 克　茅根 30 克　灯心 3 克　藕节 15 克

方解：本方以生石膏泻火，生地凉血清热，瓜蒌、知母清肠胃蕴热，丹皮、茅根清血中伏火，灯心清心利水，藕节清热止血。

按语：此证由于血热，故以泻火凉血为主，使血海安宁，则经血不致妄行。

第五节　月 经 量 少

月经量少是指月经周期正常，而经量减少，时间仅一二天即净，其原因多见于血虚、瘀阻两类。

一、血虚

病因：由于营血不足，冲任失滋，血海空虚，故经血量少。

症状：面色无华，肌肤干糙，头晕目眩，心悸少寐，经色淡红量少，舌苔淡黄、质淡，脉象细软。

治法：补气养血，以滋冲任。

方剂：滋血汤加减。

党参 12 克　黄芪 12 克　熟地 12 克　当归 9 克　白芍 9 克　川芎 3 克　鸡血藤 12 克　丹参 9 克

方解：本方以党参、黄芪补气生血，熟地、白芍养血，当归养血和血，川芎养血行气，鸡血藤养血活血，丹参补心去瘀生新。

按语：此证由于血虚，故以补气养血为主，使气血渐充，则冲任得滋，月经渐能得到正常。

二、瘀阻

病因：由于行经感寒饮冷，经血停留，积而为瘀，瘀阻于内，而致经行不爽。

症状：面色黄滞，下腹作痛拒按，经行尤甚，经色紫黑有块量少，舌边质紫，或尖有瘀点，脉象沉迟。

治法：活血化瘀。

方剂：牛膝散加减。

生牛膝 9 克　桂心 3 克　赤芍 9 克　桃仁 9 克　延胡索 6 克　当归 9 克　制香附 6 克　生蒲黄 6 克　五灵脂 12 克

方解：本方以生牛膝破血行瘀，桂心通阳活血，赤芍泻肝散瘀，桃仁破血行瘀，延胡索行血中气滞，当归养血活血,香附调气,生蒲黄行血化瘀,五灵脂行血止痛。

按语：此证由于瘀阻，故用活血化瘀为主，温经调气为辅，使血行瘀化，则经血自能逐渐通畅。

第六节 痛 经

妇女在行经期间，或经期前后，下腹作痛，或伴有恶心呕吐，甚至不能坚持工作，每在经前经后，或行经期间经常发生，病名痛经。其原因以虚寒、气滞、瘀阻、风寒比较常见。

一、虚寒

病因：由于肾阳不足，冲任虚寒，下焦阳气失宣，以致下腹寒痛。

症状：下腹寒痛，得热则减，喜暖喜按，畏寒肢冷，腰背酸痛，经色淡，舌苔薄白，脉象沉软。

治法：温经通阳。

方剂：温经汤加减。

吴萸3克　肉桂3克　当归9克　川芎6克　白芍9克　炙甘草6克　党参12克　熟地12克　生姜6克　川断12克

方解：本方以吴萸疏肝祛寒，肉桂补阳温经，当归养血和血，川芎补血行气，白芍补肝敛阴，党参、甘草健脾和中，生姜通阳，熟地、川断补肝益肾。

按语：此证属于虚寒，故用温经通阳之法，使阳气振作，则虚寒自解，腹痛得止。

二、气滞

病因：由于忧思恼怒，肝脾郁结，气化失其升降运行之常，遂致经行腹痛。

症状：面色黄滞，胸闷胁痛，下腹胀痛，胀甚于痛，经行不爽，舌苔黄腻，脉象弦涩。

治法：疏肝解郁。

方剂：逍遥散加减。

柴胡6克　当归9克　川芎6克　白术9克　茯苓12克　薄荷6克　制香附6克　青皮6克　乌药6克　川楝子9克

方解：本方以柴胡疏肝解郁，当归养血和血，川芎解血郁，白术、茯苓健脾，薄荷宣散解郁，香附解气郁，青皮、乌药疏肝调气，川楝子泻湿热、利下焦。

按语：此证由于气滞，故以调气解郁为主，使气机通畅，则痛势可解，所谓不通则痛，通则不痛。

三、瘀阻

病因：由于经行或产后，恶血排泄未尽，瘀积于内，而致经行受阻。

症状：下腹疼痛剧烈拒按，下之则痛减，经色紫黑有块，舌边质紫，脉象沉迟。

治法：活血化瘀。

方剂：琥珀散加减。

三棱6克　莪术6克　当归9克　赤芍9克　川芎6克　延胡索6克　乌药6克　官桂3克

方解：本方以三棱、莪术行气破血，当归养血活血，川芎养血化瘀，赤芍泻肝散瘀，延胡索行血中气滞，乌药调气止痛，官桂温阳化瘀。

按语：此证由于瘀阻，故以行血化瘀为主，佐以调气，使瘀化气通，则痛势得止。体实者宜之，如体虚弱者，原方去三棱、莪术，改用制香附6克，生蒲黄6克。

四、风寒

病因：由于经前或行经期间，感受风寒，侵袭下焦，阳气失宣。

症状：下腹寒痛，得热则缓，形寒畏风，头痛身痛，经色黯黑，舌苔白，脉象浮紧。

治法：祛风散寒。

方剂：吴茱萸汤加减。

吴萸3克　细辛3克　桂枝6克　生姜6克　荆芥6克　当归9克　川芎6克　赤芍9克　防风6克　甘草6克

方解：本方以吴萸疏肝散寒，细辛、桂枝宣散风寒，生姜发表散寒，当归养血活血，川芎养血行气搜风，赤芍泻肝散瘀，荆芥、防风祛风，甘草和中。

按语：此证由于感受风寒，故以祛风散寒之法，使风寒得解，气能通畅，则痛势可止。

附注：以上四证，再可酌加桂香琥珀散（自订方）。

桂香琥珀散：

肉桂末1.8克　沉香末1.8克　琥珀末3克　三味调和，分两次服。

方解：本方以肉桂补阳温经，沉香调气降逆，琥珀散瘀通塞。

按语：此方为温经调气化瘀之法，药简而力专，如痛势较甚，可以汤药散剂并进，取效较速。

第七节 闭　　经

发育正常的女子，一般在十四岁左右，月经即应来潮。如超龄过久而月经未来，或曾来而中断，以及经行如常，忽然数月不至，并非怀孕，都称为闭经。发生闭经的原因，大都由于气血不足，肝肾两虚，气滞血瘀，痰浊内阻。

一、气血不足

病因：由于思虑伤脾，不能生化气血，于是营血衰少，无以下注于冲脉，血海空虚，遂令月经闭止。

症状：面浮肢肿，神倦畏寒，头晕心悸，纳少便溏，舌苔薄白，脉象细软。

治法：补气养血。

方剂：八珍汤加味。

党参 15 克　白术 9 克　茯苓 12 克　甘草 6 克　熟地 12 克　当归 9 克　白芍 9 克　川芎 6 克　丹参 9 克　鸡血藤 12 克

方解：本方以党参、白术补气健脾，茯苓益脾，甘草和中，熟地、白芍养血，当归养血活血，川芎养血行气，丹参补血、去瘀生新，鸡血藤养血行血。

按语：此证由于气血不足，故以补气养血为主，使气血渐充，冲脉得滋；血海渐满，则月经自至。

二、肝肾两虚

病因：由于用脑过度，精血渐耗，冲任失滋，于是月经不行。

症状：头痛头晕，目眩耳鸣，腰痛足软，小便夜频，舌苔中剥，脉象细弱。

治法：滋补肝肾。

方剂：左归饮加减。

熟地12克　萸肉6克　枸杞子9克　山药12克　牛膝9克　龟板胶12克　桑寄生15克　覆盆子9克　当归9克　白芍9克

方解：本方以熟地、萸肉、枸杞子滋补肝肾，山药补脾肾，牛膝补肝肾、通下行，龟板胶补阴滋肾，桑寄生补肝肾，覆盆子补肝肾、缩小便，当归养血和血，白芍补肝敛阴。

按语：此证由于肝肾两虚，故用补养肝肾之法，使肝肾强则冲任亦强，冲任强则血海自满，而月经得通。

三、气滞血瘀

病因：由于行经期间、突受刺激，以致气失通畅，瘀血内阻，于是月经不行。

症状：胸闷胁胀，下腹胀痛拒按，舌边质紫，脉象沉弦。

治法：调气化瘀。

方剂：八物汤加减。

当归9克　赤芍9克　川芎6克　延胡索6克　川楝子9克　制香附6克　郁金6克　莪术6克　生牛膝9克　生蒲黄6克

方解：本方以当归养血和血，赤芍泻肝散瘀，川芎补血行气祛瘀，延胡索行血中气滞，川楝子通行下焦气化，香附调气，郁金解郁破瘀，莪术行气化瘀，生牛膝破恶血、通下行，生蒲黄行血祛瘀。

按语：此证由于气滞血瘀，故以行血调气化瘀之法，使气血通畅，瘀凝得化，则月经可以下行。

四、痰浊内阻

病因：由于素体痰湿俱盛，脂膜壅塞，阻遏经脉流通，于是经行停滞。

症状：形体肥胖，面色浮黄，胸闷脘胀，痰多易恶，倦怠嗜卧，带下绵绵，舌苔白腻，脉象沉滑。

治法：化痰行滞。

方剂：苍附导痰丸。

苍术6克　制香附6克　橘皮6克　茯苓12克　枳壳6克　制半夏9克　制南星6克　炙甘草6克　生姜6克

方解：本方以苍术燥湿，香附调气，橘皮理气化痰，茯苓益心脾而除湿，枳壳破气，半夏、南星化痰燥湿，甘草和中，生姜通阳泄浊。

按语：此证由于痰湿俱盛，故用化痰燥湿为主，使痰湿化解，则经脉流通。凡痰湿之体，须燥湿之药并用，则湿去痰无以生，月经得能自行。

第八节　崩　　漏

崩漏包括血崩和经漏，这两种证候，原因相同，而症状不一。崩是突然下血如冲，漏是淋沥不断，但崩和漏，有时亦可以互相转化，如崩势稍缓，亦能转向为漏，若久漏不止，亦能转而为崩，崩的情况比漏较为严重。现分心脾两虚、阴虚阳亢、气虚、血热四型介绍：

一、心脾两虚

病因：由于烦劳太甚，或思虑过度，以致心脾受伤，心主血，脾统血，心脾两虚，失其主宰统摄之司，导致气不摄血，血不归经。

症状：面浮色白，头晕目花，心慌气短，四肢肿胀，经色淡红，舌质淡、边有齿痕，脉象细弱。

治法：补心脾、固冲任。

方剂：归脾汤加减

党参 15 克　黄芪 12 克　白术 9 克　茯苓 12 克　甘草 6 克　枣仁 12 克　龙眼肉 12 克　莲肉 12 克　阿胶 12 克

方解：本方以党参、黄芪补气，白术、茯苓健脾，甘草和中，枣仁、龙眼、莲肉益心脾，阿胶养血止血。

按语：此证由于心脾两虚，故用补心脾、固冲任之法，使心脾强则主宰统摄可以复常，血亦可以归经。

附注：如病情严重，党参改为人参 6 克。

二、阴虚阳亢

病因：由于肝肾阴虚，阳失潜藏，于是阳动搏阴，阴络受伤，血从内溢。

症状：火升面赤，头晕耳鸣，心烦自汗，咽干口燥，腰腿酸痛，经色深红，舌中光剥，脉象细数。

治法：育阴潜阳。

方剂：六味地黄汤加减。

干地黄 15 克　茯苓 12 克　山药 12 克　丹皮 9 克　生龙骨 15 克　生牡蛎 15 克　生龟板 15 克　女贞子 9 克　旱莲草 9 克　阿胶 12 克　麦冬 9 克

方解：本方以地黄养阴凉血，茯苓益心脾，山药补脾肾，丹皮清血热，龙骨、牡蛎育阴潜阳，龟板养阴补肾，旱莲，女贞养阴清热，阿胶养血止血，麦冬滋阴。

按语：此证由于阴虚阳亢，故以育阴潜阳为主，清热凉血为辅，使阴气渐复，阳得潜藏，血亦不致妄行。

原方：去萸肉、泽泻，加龙骨、牡蛎、龟板、旱莲、女贞、阿胶、麦冬。

三、气虚

病因：由于过劳伤气，气从下陷，以致气虚不能摄血。

症状：面色㿠浮，畏寒神倦，下腹胀坠，大便不实，经色稀淡，舌苔薄白，脉象沉软。

治法：补气升阳。

方剂：补中益气汤加减。

党参 15 克　黄芪 12 克　白术 9 克　升麻 3 克　柴胡 3 克　橘皮 6 克　甘草 6 克　姜炭 6 克　大枣 6 枚　赤石脂 15 克

方解：本方以党参、黄芪补气，白术健脾，升麻、柴胡升阳，橘皮、甘草调气和中，姜炭温阳止血，大枣补益心脾，赤石脂重涩固下。

按语：此证由于气虚下陷，故以补中气、升清阳之法，使中气振作，自无下陷之患，血亦可以归经。

附注：如气虚甚，去党参用人参 6 克。

四、血热

病因：由于营分积热，扰动血海。血海不宁，血乃下溢而不止。

症状：面发热疹，口渴频饮，唇燥而裂，大便干结，经色紫红量多，舌苔深黄有刺，脉象洪数。

治法：清热凉血。

方剂：玉女煎加减。

生石膏30克　鲜生地30克　知母9克　麦冬9克　花粉12克　丹皮9克　银花12克　茅根30克

方解：本方以石膏泻火，生地清热凉血，知母、花粉清热润燥，麦冬养阴，丹皮清血中伏火，银花、茅根清血热。

按语：此证由于血热妄行，故以泻火凉血为主，使火降热清，则血不致妄行，用麦冬养阴，因热盛则伤阴故也。

附注：根据以上不同症状，可以酌加以下辅助止血药：如气血两虚，可加血余炭9克，陈棕炭9克；如气虚，可加升麻炭6克，乌梅炭6克；如阴虚，可加侧柏炭12克，瓦松9克；如阳虚，可加艾叶炭6克，姜炭6克；如血热，可加地榆炭12克，槐花炭9克；如血瘀，可加茜草炭6克，蒲黄炭6克；如气郁，可加藕节炭15克，莲房炭15克。

以上诸症，如出血过多，或淋沥不断，都可加三七末3克冲服，如兼有腹痛，改用云南白药3克，一日分三次服。

第九节　经行吐衄

经行吐血或鼻血，称之为经行吐衄，又名逆经。此症每在经前一、二天或行经期间，或在行经后，出现吐血或鼻血等情况，每次有周期性的现象，但这种出血，并不是真的月经倒行，而是经血不从冲脉而下，反因肝火上逆，或血热伤络所致，往往此症发生之后，月经来时甚少，甚至停而不行。其原因有血热、肝火两类。

一、血热

病因：由于平素喜啖辛辣等食物，以致肠胃积热，迫血妄行。

症状：烦热口渴，唇红燥裂，大便秘结，舌质绛、苔黄有刺，脉象洪数。

治法：凉血清热。

方剂：竹叶石膏汤加减。

大竹叶 9 克　生石膏 30 克　生甘草 6 克　麦冬 9 克　丹皮 9 克　瓜蒌 12 克　知母 9 克　牛膝 9 克

方解：本方以竹叶清热除烦，石膏泻火，生甘草清热和中，麦冬养阴，丹皮凉血中伏火，瓜蒌清热润燥，知母清热除烦，牛膝补肝肾、引药下行。

按语：此证由于血热，故以凉血清热之法，使血从下行，则不致上逆而为患。

二、肝火

病因：由于怒气伤肝，肝火冲动，阳络受伤，于是血从外溢。

症状：火升面赤，头痛头晕，心烦易怒，口苦而渴，舌苔黄有刺，脉象弦数。

治法：平肝泻火。

方剂：黄连解毒汤加味。

黄连 3 克　黄芩 6 克　黄柏 9 克　黑山栀 9 克　龙胆草 3 克　菊花 6 克　生甘草 6 克　牛膝 9 克

方解：本方以三黄（黄连、黄芩、黄柏）泻三焦实热，黑山栀苦寒泄热，龙胆草泻肝胆火，菊花清肝经风热，生甘草清热和中，牛膝引药下行。

按语：此证由于肝火上亢，故以平肝泻火为主，但偏于苦寒，故加甘草以和中，使肝平火降，则血不致上逆。

第十节 经行泄泻

在行经期间，或在经前发生大便泄泻，经净渐止，每月皆然，称之为经行泄泻，其病原因，有脾虚，肾虚两类。

一、脾虚

病因：由于脾弱积湿，中运不健，经行之际，脾气更虚，于是清浊升降之机受阻，以致泄泻。

症状：面浮肢肿，倦怠无力，腹胀肠鸣，大便泄泻，舌苔白腻、边有齿痕，脉象沉濡。

治法：健脾温中。

方剂：理中汤加味。

党参 12 克　白术 9 克　炮姜 6 克　炙甘草 6 克　木香 6 克　砂仁 3 克　橘皮 6 克　麦芽 15 克

方解：本方以党参、白术补气健脾，炮姜、炙甘草温中和中，木香、砂仁理气调中，橘皮调气，麦芽运中。

按语：此证由于脾虚，中运不健，故以健脾温中为主，调气和中为辅，使脾气旺则中运健，中运健则泄泻得止。

附注：如寒甚者，可加制附子 6 克。

二、肾虚

病因：由于肾阳不足，命门火衰，每当行经之际，肾气更虚，阳气不振，而致泄泻。

症状：畏寒肢冷，腰背酸痛，大便晨泄，小便昼频，舌苔薄白，脉象沉弱。

治法：温补肾阳。

方剂：四神丸加味。

肉豆蔻3克　破故纸6克　五味子6克　吴萸3克　肉桂3克　菟丝子9克　覆盆子9克　山药12克

方解：本方以肉豆蔻、破故纸补火温肾，吴萸温经散寒，肉桂温肾壮火，五味、覆盆涩精固肾，菟丝温补脾肾，山药补脾益肾。

按语：此证由于肾阳虚、命火衰，故以补火温肾之法，使阳气得振，则泄泻可止。

第十一节　经行发热

每在行经期间，出现发热症状，称之为经行发热。此症有二，一为热入血室，一为血虚发热，前者属实，后者属虚。

一、热入血室

病因：由于平素起居不节，经行之际，血室空虚，外邪乘隙袭入，于是寒热往来，有似疟状。

症状：先寒后热，头痛头晕，胸闷泛噁，筋骨酸痛，月经量少，色紫红有块，舌苔黄腻，脉象弦数。

治法：表里两解，调和营卫。

方剂：小柴胡汤加减。

柴胡6克　黄芩6克　当归9克　赤芍9克　制半夏6克　生姜6克　大枣4枚　丹参9克　橘皮6克　薄荷3克

方解：本方以柴胡发表和里退热，黄芩泻火除湿，当归养血散寒，赤芍泻肝散瘀，半夏化痰和胃，姜、枣调和营卫，丹参养血去瘀，橘皮理气和中，薄荷宣散风热。

按语：此证为热入血室，营卫不和，故治以解表达邪，调和营卫，使邪从表达，营卫得谐，则寒热得解，血室安和。

附注：如寒甚于热、原方加桂枝 6 克。

二、血虚发热

病因：由于平素血虚，经行之时，经血下注于冲脉，于是营血更虚，而致发热。

症状：身热晚甚，头晕目眩，心悸少寐，经行量少，舌苔薄黄质淡，脉细软数。

治法：养血清热。

方剂：地骨皮饮加减。

地骨皮 9 克　丹皮 9 克　干地黄 12 克　当归 9 克　白芍 9 克　白薇 9 克　黑豆 12 克　远志 6 克

方解：本方以地骨皮清虚热，丹皮凉血化瘀，地黄、白芍养血清热，当归养血活血，白薇凉血清热，黑豆补肾泄热，远志交济心肾。

按语：此证为血虚发热，故治法以养血清热为主，使营血渐复，血热得清，则发热自愈。

附注：如兼有自汗，可再加小麦 30 克，大枣 4 枚。

第二章　带　下　病

带下病有广义和狭义的区别。广义的带下，按带脉环绕人身腰部一匝，为一身之枢纽，在带脉以下的部位，称为带下，故古代把妇科病统称为带下病。狭义的带下,见于古代理论《素问·骨空论》“任脉为病，……女子带下瘕聚”。现在所说的是指妇女在生理发育成熟期间，或在经期前后，往往从阴道流出一种稠粘的分泌物，是为正常现象，不作病论，若带下较多、且有症状出现，以致影响身体，是属病态，应当进行治疗。本病在临床上常见者有白带、赤白带、黄带，又有白崩，虽不多见，但危害甚大，今将以上四种的主要病因及其症状和治法、方药等简述于下。

第一节　白　　带

白带的原因，有虚实两类，在虚证方面，有脾虚，肾虚，在实证方面，有湿热，痰湿。

一、脾虚

病因：由于劳乏过度，损伤脾气，脾虚则生湿，湿从下注，而为白带。

症状：面部微浮，神倦气短，四肢肿胀，大便溏薄，带下绵绵，舌苔薄腻、边有齿痕，脉象沉细。

治法：补气健脾。

方剂：参苓白术散。

党参12克　白术9克　茯苓12克　甘草6克　山药12克　苡仁12克　莲肉12克　扁豆9克　砂仁3克　桔梗6克　橘皮6克

方解：本方以党参、白术补气健脾，茯苓、苡仁益脾渗湿，甘草和中，山药补益脾肾，莲肉益心脾而固肾，扁豆健脾和胃，砂仁调气运中，桔梗宣通气血，橘皮理气。

按语：此证由于脾虚生湿，故以健脾为主，使脾气旺、中运健，则湿无以生，而带下之患可除。

二、肾虚

病因：由于肾阴虚，任脉不固，以致带下淋沥。

症状：面赤火升，头晕耳鸣，腰部酸痛，劳则带下尤甚，小便夜频，舌苔中剥，脉象细软。

治法：滋阴补肾。

方剂：六味地黄汤加减。

干地黄12克　萸肉6克　山药12克　丹皮9克　生龙骨15克　生牡蛎15克　芡实12克　沙苑子9克　桑寄生15克

方解：本方以地黄、萸肉滋养肝肾，山药健脾补肾，丹皮清热，龙骨、牡蛎补阴固涩，芡实、沙苑子补肾涩精，桑寄生补肝固肾。

按语：此证属于肾虚，故以养阴补肾为主，任脉总督诸阴，与肾有密切关系，因此补肾亦即强任，任脉强则带下自愈。

三、湿热

病因：由于肝热脾湿，酝蓄下焦，以致带下淋沥。

症状：面色黄滞，皮肤作痒，小便短赤，带下气秽，舌苔黄腻，脉象脉数。

治法：清热化湿。

方剂：三补丸加味。

黄连 3 克　黄芩 6 克　黄柏 9 克　知母 9 克　苡仁 12 克　萆薢 12 克　茯苓 12 克　椿根皮 12 克

方解：本方以三黄（黄连、黄芩、黄柏）泻火燥湿，知母养阴清热，苡仁、茯苓益脾渗湿，萆薢祛湿，椿根皮清化湿热。

按语：此证由于湿热下注，故以清热化湿为治，使肝热脾湿得以清化，则不致下注而为患。

四、痰湿

病因：由于形体肥胖，积痰生湿，痰湿下注，于是带下绵绵。

症状：神倦嗜睡，痰多泛恶，带下稠粘，舌苔白腻，脉象沉滑。

治法：化痰祛湿。

方剂：胃苓汤加减。

苍术 6 克　白术 6 克　厚朴 6 克　橘皮 6 克　甘草 6 克　茯苓 12 克　苡仁 12 克　制半夏 9 克　制南星 3 克

方解：本方以苍术燥湿，白术健脾化湿，厚朴燥湿调中，橘皮理气化痰，甘草和中，茯苓、苡仁益脾渗湿，半夏、南星燥湿祛痰。

按语：此证由于痰湿，故以燥湿为主，化痰为辅，痰由湿生，湿去则痰无以生，则带下之患可愈。

第二节 赤 白 带

赤白带是赤带白带相并而下，如热甚于湿，则赤多于白，如湿甚于热，则白多于赤。可分阴虚湿热、肝热脾湿两类，前者属虚，后者属实。

一、阴虚湿热

病因：由于阴虚生内热，脾弱则生湿，湿热交蒸，下注任脉，以致带下赤白。

症状：形瘦内热，头晕目干，腰部酸痛，舌中剥、苔薄黄腻，脉象细软微数。

治法：养阴清热，健脾化湿。

方剂：清带汤加减。

山药 12 克　生龙骨 15 克　生牡蛎 15 克　生地 12 克　白芍 9 克　女贞子 12 克　茯苓 12 克　贯众 12 克　鸡冠花 12 克

方解：本方以山药健脾益肾，生龙骨、生牡蛎养阴固涩，生地、女贞养阴清热，白芍养血补肝，茯苓益脾渗湿，贯众清热解毒，鸡冠花清热止带。

按语：此证由于阴虚湿热，故以养阴清热、健脾化湿之法，使阴气来复，湿热渐化，则带下可愈。

二、肝热脾湿

病因：由于肝旺脾弱，肝旺则生火，脾弱则积湿，湿热交蒸，下注于任脉，遂至赤白带下。

症状：面色黄滞，头晕神倦，渴不思饮，便溏溲少，舌苔黄腻，脉象弦数。

治法：清肝和脾。

方剂：二黄三白汤加减。

黄连 3 克　黄柏 9 克　白术 9 克　白芍 9 克　椿根皮 12 克　侧柏叶 12 克　茯苓 12 克　苡仁 12 克

方解：本方以黄连清肝泻火，黄柏清下焦湿热，白术健脾燥湿，白芍补肝敛阴，椿根皮清热化湿，侧柏叶清血分湿热，茯苓、苡仁益脾渗湿。

按语：此证由于肝热脾湿，故以调肝脾，清湿热为法，使肝脾协调，则湿热自能化解，而带下自愈。

第三节　黄　带

黄带是指带下色黄，状如茶叶汁、稠粘气秽，可由脾胃湿热下注所致。

病因：由于脾胃不健，湿热酝蒸、于是带下色黄。

症状：带下色黄，如茶叶汁，面浮肢肿，神倦无力，胃纳减少，大便溏薄，舌苔薄腻，脉象沉濡。

治法：健脾胃，化湿热。

方剂：香砂六君子汤加味。

党参 12 克　白术 9 克　茯苓 12 克　甘草 6 克　橘皮 6 克　制半夏 9 克　木香 6 克　砂仁 3 克　苡仁 12 克　萆薢 12 克

方解：本方以党参健脾补中，白术健脾燥湿，茯苓益脾渗湿，甘草和中，橘皮理气和胃，半夏化痰祛湿，木香调气，砂仁健胃，苡仁渗湿，萆薢清化湿热。

按语：此证由于脾胃不健，湿热下注，故用健脾胃以治本，化湿热以治标，标本兼施，使脾胃健则湿热自化，自无黄带之患。

第四节　白　　崩

白崩为白带之严重者，量多如冲，状如米泔，此证属虚。

病因：由于思虑伤脾，劳碌伤肾，脾肾两伤，累及奇经，以致任脉不固，带下似崩。

症状：面部浮肿，气短神疲，腰背酸痛，腿足肿胀，舌苔质淡，脉象虚细。

治法：补脾肾、固奇经。

方剂：既济丹加减。

鹿角霜 12 克　煅龙骨 15 克　煅白石脂 15 克　益智仁 6 克　茯苓 12 克　山药 12 克　煅牡蛎 15 克　莲肉 12 克

方解：本方以鹿角霜温补督脉，煅龙骨涩精固肾，煅白石脂重涩固下，益智仁温补脾肾，茯苓、莲肉补益心脾，山药补脾益肾，煅牡蛎补阴涩精。

按语：此证由于脾肾两虚，任脉不固，故以补脾肾，固奇经之法。此证病情比较严重，非一般带下病可比，故以固涩为主，使脾肾渐强，任脉得固，则崩象自能缓解。

附一、慢性盆腔炎

慢性盆腔炎在中医学中属于带下病及癥瘕积聚范畴之内，临床方面以湿热下注，最为常见。

病因：由于肝旺生热，脾弱积湿，肝脾不调，于是湿热下注，下焦气化失宣。

症状：下腹隐痛，劳则痛势较甚，腰部酸痛，带下气秽，小便短赤，舌苔黄腻边白，脉弦微数。

治法：疏肝和脾益肾，清化下焦湿热。

方剂：逍遥散合三补丸加减。

柴胡6克　赤芍9克　白术9克　茯苓12克　生甘草6克　黄连3克　黄柏9克　川楝子9克　贯众12克　川断12克

方解：本方以柴胡疏肝调气，赤芍泻肝散邪，白术健脾祛湿，茯苓渗湿利水，生甘草清热和中，黄连清肝火、除湿热，黄柏清下焦湿热，川楝子清湿热而调气，贯众清热解毒，川断补益肝肾。

按语：此证由于肝热脾湿，湿热蕴蓄下焦，以致气化不利，故治以疏肝和脾，清化下焦湿热，使湿热渐清，气化通畅，则炎症自能解除。

二、子宫颈糜烂

子宫颈糜烂在祖国医学范畴内多属于带下症。

病因：由于湿热俱盛，蕴蓄下焦。

症状：子宫颈糜烂，有如溃疡，带下色黄气秽，甚者赤白带下、小溲短少、腰酸、下腹胀坠，外阴作胀，舌苔黄腻有刺，脉细弦数。

治法：清化湿热。

方剂：黄连解毒汤加味。

黄连3克　黄芩6克　黄柏9克　黑山栀9克　知母9克　萆薢12克　贯众12克　苡仁12克　生甘草6克　银花12克　牛膝9克

方解：本方以三黄（黄连、黄芩、黄柏）泻火除湿，黑山栀清三焦火，知母清热，萆薢去湿，贯众泻热解毒，苡仁渗湿，生甘草清热解毒，银花清热凉血，牛膝益肝肾，引导诸药下行。

按语：此证由于下焦湿热俱盛，故治法以泻火除湿为主，使湿热得清，则糜烂可愈。

第三章 胎前病

第一节 保 胎

保胎，是因妇女平素体弱，或新病初愈，气血未复，或屡次流产，妊娠之后，胎元不固，往往发生堕胎或小产。在三个月以前，未成形者，谓之堕胎，在四个月以后，已成形者，谓之小产，若屡妊屡堕，谓之滑胎，又称习惯性流产。

病因：由于气血两虚，冲任损伤，遂致胎元不固。

症状：面色皖白，畏寒头晕，气短神倦，腰腿酸痛，舌苔薄白质淡，脉象细软。

治法：补气血、强冲任、固胎元。

方剂：十圣散加减。

党参 12 克　黄芪 12 克　白术 9 克　甘草 3 克　干地黄 12 克　白芍 9 克　川断 12 克　砂仁 3 克　山药 12 克　苎麻根 12 克

方解：本方以党参健脾补中，黄芪补气，白术健脾，甘草和中，地黄养血滋阴，白芍补肝敛阴，川断补肝强肾，砂仁和胃调中，山药补脾益肾，苎麻根养阴固胎。

按语：此证由于气血两虚，冲任不固，故治以补气养血，使气血旺、脾胃健，肝肾强、则胎元得固。

附注：如口渴便秘，原方去党参、黄芪、砂仁，加北沙参 12 克、麦冬 9 克、知母 9 克。如恶心纳减，原方去黄芪、地黄、甘草，加橘皮6克、竹茹9克、扁豆9克；如腹痛，原方去黄芪、地黄，加苏梗6克、木香6克。

第二节　养　　胎

由于妇女平素气血不足，怀孕之后，胎元缺乏母血营养，以致胎儿不长，或生长缓慢，则须用养胎之法，使胎儿逐渐长大，不致萎缩而堕。

病因：由于脾胃不健，无以生化气血，又因肾阴素虚，以致任脉失养，影响胎元生长。

症状：面色苍黄，神倦纳少，腰腿酸痛，大便溏薄，舌苔薄腻、边有齿痕，脉象沉软微滑。

治法：健脾补肾。

方剂：四君子汤合千金保孕丸加减。

党参12克　白术9克　茯苓12克　山药12克　橘皮6克　川断12克　杜仲9克　熟地12克　砂仁3克　桑寄生15克

方解：本方以党参、白术补气健脾，茯苓益脾，山药补脾益肾，橘皮和胃，川断、杜仲补肝益肾，熟地滋阴，砂仁理气健胃，桑寄生坚肾固胎。

按语：由于母体气血不足，故治法以补气健脾，养阴补肾，使脾胃健则气血渐旺，肾阴足则任脉得滋，如是则胎元得以壮大，不致萎缩而堕。

第三节　安　　胎

妇女妊娠四五月后，往往由于暴怒伤肝、或房劳伤肾、或胎中伏火等原因，都能影响胎元，以致发生胎动不安，引起流产或早产，故用安胎之法，进行治疗。

一、暴怒伤肝

病因：由于恼怒伤肝，阳气亢逆，扰动胎元，胎动不宁。

症状：火升面赤，头痛头晕，心烦易怒，胎动不安，舌苔黄有刺，脉象弦滑。

治法：平肝、清热、安胎。

方剂：芩连四物汤加减。

黄芩6克　黄连3克　生地12克　白芍9克　菊花6克　黑山栀9克　知母9克　苎麻根12克

方解：本方以黄芩、黄连平肝泻火，生地、白芍养血清热，菊花祛风平肝，黑山栀清三焦火，知母、苎麻根养阴清热安胎。

按语：由于怒气伤肝，气火偏胜，故以平肝泻火为主，养阴安胎为辅，使肝平火降，则胎可安宁。

二、房劳伤肾

病因：由于肾阴受伤，胎系于肾，肾伤故胎动频作。

症状：面色苍黄，头晕耳鸣，腰酸腿软，胎动频作，舌苔中剥，脉象细软微滑。

治法：滋阴、补肾、安胎。

方剂：千金保孕丸合安胎饮加味。

山药12克　杜仲9克　川断12克　莲肉12克　苎麻根12克　糯米9克　生熟地各9克　桑寄生15克

方解：本方以山药健脾益肾，杜仲、川断补肝强肾，莲肉清心益肾，苎麻根养阴安胎，糯米补益肺脾，生地养阴清热，熟地滋肾，桑寄生固肾安胎。

按语：此证由于肾虚，故用补肾之法，因胎系于肾，肾强则胎有所养，不致动荡不安。

三、胎中伏火

病因：由于肠胃积热，影响胞胎，遂致动荡不安。

症状：面色微红，烦热口渴，便秘溲赤，胎动剧烈，舌苔深黄、质红有刺，脉象滑数。

治法：养阴、清热、安胎。

方剂：安胎凉膈饮加减。

知母 9 克　麦冬 9 克　芦根 30 克　黑山栀 9 克　黄芩 6 克　花粉 12 克　苧麻根 12 克

方解：本方以知母养阴泻火，除烦安胎，麦冬养阴，芦根清热，黑山栀清三焦火，黄芩清热安胎，花粉泻火润燥，苧麻根养阴清热固胎。

按语：此证由于胎中伏火，故以清热安胎为主，佐以养阴者，因伏火易于伤阴，使热清则胎亦自安。

第四节　妊娠恶阻

妊娠恶阻，是妇女在妊娠初期，常易发生呕吐现象，得饮食则泛恶呕吐尤甚，每见神疲怯寒，不欲饮食，喜啖酸味及瓜果，四肢倦怠无力。主要原因有：肝旺气逆，胃气不和，中虚胃寒等。

一、肝旺气逆

病因：由于肝火亢盛，阳气上逆，以致浊阴不降，胃失安和。

症状：呕吐频繁，饮食即泛，头晕头痛，胸闷胁痛，舌苔黄腻，脉象弦数。

治法：平肝降逆。

方剂：戊己丸加减。

黄连3克　白芍9克　旋覆花6克（包）　橘皮6克　竹茹9克

方解：本方以黄连平肝泻火，白芍补肝敛阴，旋覆花下气平逆，橘皮理气和中，竹茹清热和胃。

按语：此证由于肝旺气逆，故以平肝降逆为法，使肝火平，则逆气自降。

二、胃气不和

病因：由于痰浊中阻，气化升降失常，胃部不得安和。

症状：呕吐黄水，胃纳不思，宵来少寐，舌苔薄腻，脉象濡滑。

治法：化痰和胃。

方剂：半夏秫米汤加味。

制半夏6克　北秫米12克　橘皮6克　茯苓12克

方解：本方以半夏化痰止呕，秫米益阴养胃，橘皮化痰和胃，茯苓益脾渗湿。

按语：此证由于痰浊中阻，胃气不和，故用化痰和胃之法，使痰浊下降，胃气得和，则呕吐自止。

三、中虚胃寒

病因：由于中气素虚，寒阻于胃，阳气失宣，浊阴不降。

症状：气短畏寒，呕吐清水，舌苔薄白腻，脉象沉细。

治法：补气温中。

方剂：干姜人参半夏丸。

人参6克　干姜6克　制半夏9克　三味研细末，每次服1.8克，每日二至三次。

方解：本方以干姜温中祛寒，人参补中益气，半夏化痰和胃。改丸为散，效力较速。

按语：此证由于中虚胃寒，故用补气温中之法，使中气旺、寒气散，则呕吐得止。

附注：凡治疗此证，用药宜精简而不滋腻，则进药不致作吐，庶可起到应有的作用。方中半夏一味，如曾经流产，或有习惯性流产者，应当慎用，或避免不用，可用生姜6克代之。

第五节　妊娠水肿

妊娠水肿、是妊娠四、五月之后，发生浮肿，其主要原因是由于脾虚气滞，水湿停积所致，根据《医宗金鉴》的记述，分为子气、子肿、子满三类。谓若自膝至足肿，小便如常者，属湿气为病，名曰“子气”，若头面遍体浮肿，小便短少者，属水气为病，名曰“子肿”，若遍体浮肿，腹胀而满，小便不利者，属水湿为病，名曰“子满”。

一、子气

病因：由于湿与气滞，气失运行之常，于是阳气不升，浊阴不化。

症状：腿足浮肿，傍晚尤甚，胸闷胁胀，舌苔垢腻，脉象沉滑。

治法：理气化湿。

方剂：天仙藤散加减。

天仙藤 12 克　制香附 6 克　橘皮 6 克　甘草 3 克　生姜 6 克　苏梗 6 克　茯苓 15 克　白术 9 克

方解：本方以天仙藤、香附调气行滞，橘皮理气，甘草和中，生姜温中通阳，苏梗顺气安胎，茯苓健脾渗湿，白术健脾燥湿。

按语：此证由于湿与气阻，故以调气为主，使气机通畅，则运行可以正常，而湿亦可化。

二、子肿

病因：由于脾阳不振，水气停聚，浸渍于肌肤四肢。

症状：面目肢体浮肿，纳少口淡，大便溏薄，小便短少，舌苔薄腻，脉象沉软。

治法：健脾，温中，利水。

方剂：白术散加味。

白术 9 克　茯苓皮 15 克　橘皮 6 克　大腹皮 9 克　生姜皮 3 克　干姜 3 克

方解：本方以白术健脾燥湿，茯苓皮益脾利水，橘皮理气和中，大腹皮下气行水，姜皮温阳利水，干姜温中燥脾。

按语：此证由于水气为病，故立法以行水为主，但所用方药，虽是行水，既不伤肾，又不碍胎，使水气下达，则浮肿能消。

三、子满

病因：由于阳气为水湿遏伏，中焦健运失司，未能运化水谷，致使水湿积聚，而成泛滥之势。

症状：遍体浮肿，胸闷气急，腹部胀满，小便不利，畏寒肢冷，舌苔白腻，脉象沉濡。

治法：健脾温阳，行水渗湿。

方剂：理中汤合五苓散加减。

党参 12 克　白术 9 克　干姜 6 克　桂枝 6 克　茯苓皮 15 克　猪苓 9 克　泽泻 9 克　大腹皮 9 克

方解：本方以党参补气健脾，白术健脾燥湿，干姜温中通阳，桂枝温经通脉，茯苓皮益脾利水，猪苓利湿行水，泽泻入膀胱、利小便，大腹皮下气行水。

按语：此证由于脾阳为水湿所阻，故以温阳化气利水之法，水湿属阴，凡属水湿为病，必借阳气以宣散，使阳气振作，则水湿可化。

附注：以上三症，如兼有腰痛现象，均可酌加川断 12 克，山药 12 克。

附：羊水过多

羊水过多的孕妇，每在妊娠四、五月之间，易于导致小产，其主要原因，由于孕妇脾虚积湿，水气停滞所致。

病因：由于脾气虚弱，中运不健，遂致水湿停留。

症状：面浮肢肿，腹部膨胀，小便短少，舌苔薄白腻，脉象沉软。

治法：健脾化湿，佐以利水。

方剂：四君子汤合白术散加减。

党参 12 克　白术 9 克　茯苓皮 15 克　橘皮 6 克　大腹皮 9 克　生姜皮 3 克　山药 12 克

方解：本方以党参补气健脾，白术健脾化湿，茯苓皮、大腹皮调气行水，橘皮理气和中，生姜皮温脾行水，山药健脾补肾。

按语：此证由于脾气虚弱，水湿停积，故以健脾为主，利湿为辅，使脾气旺、中运健，则水湿自化，羊水不致增多。

附注：此证同时可以加服千金鲤鱼汤加减。

附方：千金鲤鱼汤加减。

主治：温中利水。

方剂：鲤鱼（约重斤许）1 条　白术 9 克　茯苓 15 克　生姜 6 克　青葱 6 克

方解：本方以鲤鱼通行水、利小便，白术、茯苓健脾化湿，生姜温中散寒，青葱通阳。

按语：此方为温中利水之法，气得温则运，气化通畅则水湿无停留之患。

第六节　妊娠呃忒

呃忒一症，与嗳气相似，嗳气病在上中两焦，呃忒病在肝胃，但妊娠呃忒，极易引起流产。

病因：由于肝气上逆，胃气不和，于是呃忒频频。

症状：胸痞脘胀，呃忒时作，引起胎动不安，舌苔黄腻，脉象弦滑。

治法：平肝降逆，理气和胃，佐以安胎。

方剂：旋覆代赭汤加减。

旋覆花 6 克（包）　代赭石 15 克　沉香末 1.2 克（冲）　橘皮 6 克　竹茹 9 克　刀豆子 9 克　佛手 6 克　苎麻根 12 克

方解：本方以旋覆花下气化痰，代赭石降气平逆，沉香调气降气，橘皮理气和中，竹茹清热理气，刀豆子下气止呃，佛手舒肝理气，苎麻根安胎。

按语：此证由于肝气上逆，胃气不和，故治法以降逆下气为主，和胃安胎为辅，使气降逆平，则呃忒渐止，胎安而能巩固，不致引起流产。

第七节　妊娠尿血

妊娠尿血，与胎漏虽同样下血，但有本质上的区别，此症血从尿道而下，胎漏血从阴道而出。

病因：由于热结膀胱，营分受伤，故血从下溢。

症状：尿血时多时少，血色紫红，内热口渴，腰部酸痛，小便觉热，舌苔黄、质红有刺，脉软滑数。

治法：养阴、清热、止血。

方剂：阿胶汤加减。

阿胶 12 克　生地 15 克　白芍 9 克　黄芩 6 克　侧柏叶 12 克　女贞子 12 克　血余炭 9 克　桑寄生 15 克　三七末 3 克（冲）

方解：本方以阿胶补阴止血，生地养血凉血清热，白芍养血敛肝，黄芩清热安胎，侧柏叶凉血清热，女贞子养阴清热，血余炭补阴化瘀，桑寄生补益肝肾，三七止血化瘀。

按语：此证由于热结膀胱，营分受伤，于是血从下溢，故治法以养阴清热止血，使膀胱蕴热渐清，血不妄行，则尿血可止。

第八节　妊娠遗尿

妊娠遗尿，其原因有二：一因肾气虚弱，一因中气下陷，都能使小便自遗。

一、肾气虚弱

病因：由于肾气素虚，肾主封藏，肾虚则封藏不固，于是小便自遗。

症状：神疲畏寒，腰部酸痛，小便自遗，舌苔薄白，脉沉细软。

治法：强肾固涩。

方剂：左归饮加减。

熟地 12 克　萸肉 6 克　菟丝子 9 克　山药 12 克　沙苑子 9 克　覆盆子 9 克　金樱子 9 克　莲肉 12 克　杜仲 9 克　桑寄生 15 克

方解：本方以熟地、萸肉滋阴强肾，菟丝子、山药补益脾肾，沙苑子、金樱子涩精补肾，覆盆子温补肝肾、涩缩小便，莲肉补心肾涩精，杜仲、桑寄生补肝强肾。

按语：此证由于肾气虚弱，封藏不固，故治法以强肾固涩为主，使肾强精固，小便不致自遗，胎元亦能巩固。

二、中气下陷

病因：由于过劳伤气，气虚下陷，遂致小便自遗。

症状：面浮肢肿，下腹气坠，大便溏薄，小便不禁，舌苔薄腻、边有齿痕，脉象沉弱。

治法：补中益气。

方剂：补中益气汤加减。

党参 12 克　黄芪 12 克　白术 9 克　橘皮 6 克　升麻 3 克　柴胡 3 克　甘草 6 克　木香 6 克　山药 12 克　益智仁 6 克

方解：本方以党参、黄芪补气，白术健脾，橘皮、甘草和中，升麻、柴胡升阳，木香理气，山药补脾肾，益智仁温补脾胃而缩小便。

按语：此证由于过劳伤气，中气下陷，故治法以补中益气，使脾胃健、中气旺，则气不下陷，小便自能控制。

第九节　妊娠咳嗽

妊娠咳嗽，名曰子嗽。可分风寒和风热两型。

一、风寒

病因：由于起居不节，外感风寒，邪入于肺，肺气失宣。

症状：形寒畏风，咽痒咳嗽，鼻塞流涕，舌苔薄白，脉象浮紧。

治法：祛风散寒。

方剂：香苏饮加减。

苏叶6克　前胡6克　桔梗6克　炙甘草6克　橘皮6克　葱白3克　生姜3克　茯苓12克　枳壳6克　木香6克

方解：本方以苏叶祛风散寒，前胡宣肺气、解风寒，桔梗宣肺散寒、载药上浮，炙甘草温中散寒，橘皮理气化痰，葱白、生姜解表散寒，茯苓益脾渗湿，枳壳宽胸化痰，木香理气。

按语：此证由于风寒遏肺，肺气失宣，故治法以宣散风寒，使外邪由表而散，则肺气宣畅，咳嗽得止。

二、风热

病因：风热外侵，肺失清肃。

症状：咽痒咳嗽不畅，鼻塞流涕，音微哑，口渴，舌苔薄黄，脉象浮数。

治法：祛风清热。

方剂：银翘散加减。

银花9克　连翘9克　薄荷6克　桔梗6克　生甘草6克　桑叶9克　枳壳6克　竹茹9克　牛蒡9克　芦根15克

方解：本方以银花、连翘轻宣祛风清热，薄荷、桔梗宣散风热，生甘草清热和中，桑叶凉血祛风，枳壳宽胸化痰，牛蒡祛风宣肺，竹茹、芦根清热。

按语：此证由于风热外侵，肺失清肃，故治法以祛风清热，使风散热清，则肺得清肃，而咳嗽自除。

附注：本病治疗与一般咳嗽相同，但因妊娠的关系，对有碍胎之药物，必须忌用，如杏仁、贝母等类，在临诊时，应当慎重，以免引起流产。

第十节　先兆子痫

此证为子痫之前期，主要表现有头晕目眩，火升烦热，血压较高等现象，此时即应积极进行治疗，俾可不致形成子痫发生。

病因：阴血不足，虚阳易亢，怀孕之后，胎儿凭母血以充养，由于母体肝肾阴虚，遂致阳气更亢。

症状：火升面赤，头痛头晕，目眩烦热，夜无安寐，舌苔薄黄质红，脉象濡数。

治法：平肝益肾、息风清热。

方剂：杞菊地黄丸加减。

枸杞子12克　菊花6克　干地黄12克　茯苓12克　山药12克　黄连3克　钩藤9克　白芍9克　黄芩6克

方解：本方以枸杞子滋补肝肾，菊花平肝祛风清热，地黄养阴清热，茯苓补益心脾，山药补脾益肾，黄连平肝泻火，钩藤清心热、平肝风，白芍补肝敛阴，黄芩清热安胎。

按语：此证由于肝肾阴虚，故以补肝肾为主，使肾阴渐充，则心肝之阳得降，不致发生子痫。

第十一节 子　痫

子痫一证，每在妊娠七八月后，或值分娩期间，往往发作，来势急骤而变化迅速，若不急治，母子均有生命之危，此证可分心肝风热、阴虚阳亢两类。

一、心肝风热

病因：由于心肝血少，血为阴，阴虚则阳失潜藏，心阳亢则火势内炽，肝阳亢则风自内生，风火相煽，风逞火威，遂致陡发子痫。

症状：头痛眩晕，烦躁不安，神志昏迷，四肢抽搐，须臾自平，少顷复作，舌苔深黄、质红有刺，脉象弦数。

治法：平肝息风，清心降火。

方剂：钩藤汤加减。

钩藤 12 克　桔梗 6 克　茯神 15 克　桑寄生 15 克　黄连 3 克　黄芩 6 克　菊花 6 克　僵蚕 9 克　干菖蒲 3 克　珍珠母 30 克

方解：本方以钩藤清心热、平肝风，桔梗宣通气血，茯神宁心安神，桑寄生益肾舒筋，黄连镇肝泻火，黄芩泻中焦实火，菊花祛风清热，僵蚕祛风化痰，菖蒲开心孔、利九窍，珍珠母平肝清热。

按语：此证由于心肝风热，故以泻火清心、平肝息风之法，使肝平则风自息，火降则心可宁。

二、阴虚阳亢

病因：由于肾阴素虚，肝阳上逆，于是风自内生，风阳亢越，以致骤发子痫。

症状：火升面赤，头痛头晕，目眩目花，神志昏迷，四肢抽搐，牙关紧闭，少顷自苏，醒后又作，舌苔深黄有刺，脉象细弦滑数。

治法：育阴潜阳，镇肝息风。

方剂：大定风珠加减。

牡蛎30克　鳖甲15克　龟板15克　白芍9克　阿胶12克　干地黄15克　麦冬9克　五味子6克　鸡子黄1枚　黄连3克　玄参9克

方解：本方以三甲（牡蛎、鳖甲、龟板）育阴潜阳，白芍补肝敛阴，阿胶、地黄养血滋阴，麦冬、五味子养阴生津，鸡子黄定心镇惊，黄连镇肝泻火，玄参养阴清热。

按语：此证由于阴虚阳亢，内风暗旋所致，故以滋补肾阴为主，使肾阴得滋，肝有所养，阳得潜藏，则风火交炽之势得以镇息。

附注：以上两型，如有头痛剧烈，均可酌加羚羊角粉0.6~0.9克（另服）；如喉间痰声漉漉，可酌加濂珠粉0.6~0.9克，鲜竹沥60克（二味调服）；如昏迷严重，并可加服局方牛黄清心丸一丸（研末另服）。

附方：局方牛黄清心丸

功能：镇肝息风，清心开窍。

主治：神志昏迷，抽搐痉厥等症。

方剂：西牛黄、羚羊角、犀角、麝香、冰片、腰黄、黄芩、蒲黄、金箔为衣。

附注：此证在临床常见者，多见于心肝风热之证，阴虚阳亢者较少，如遇病情危急，可以每日服两剂，其它散剂、丸剂，均可加倍用量，这样可以达到转危为安的目的。以上两证，就是西医谓之妊娠中毒症，但妊娠中毒症，在症状方面，再发现有浮肿、蛋白尿等，其他症状相仿，轻者即先兆子痫，重者即子痫。治疗方法，可以采用以上两类治法和方药。如兼有浮肿、小便短少，酌加健脾利水之药，可加白术9克、茯苓皮15克、泽泻9克。

第十二节　子　悬

孕妇胸胁胀满，甚至气逆喘促，称为子悬。

病因：由于情绪郁结，气失条达，胎气上逆所致。

症状：胸闷胁胀，动则呼吸短促，甚至坐卧不安，舌苔薄腻，脉濡弦数。

治法：疏肝解郁。

方剂：香苏饮加减。

制香附6克　苏梗6克　橘皮6克　甘草6克　白芍9克　大腹皮9克　枳壳6克　旋覆花6克（包）

方解：本方以香附疏肝解郁，苏梗顺气安胎，橘皮理气调中，甘草和中，白芍养血敛肝，大腹皮下气消胀，枳壳调气宽胸，旋覆花下气降逆。

按语：此证由于情绪郁结，肝失疏泄，遂致胎气上逆，故治法以疏肝解郁，使肝郁渐解，则气逆得平。

第十三节　子　疟

妊娠患疟，谓之子疟。病在手少阳三焦，足阳明胃两经，故寒热有时一日一作，或间日一作，此症不宜早截，以免伏邪稽留，但又必须顾及胎元，因孕妇患疟，最易引起流产。

病因：由于外感暑凉，内积痰湿，于是寒热交作。

症状：先作寒战，继发高热，头痛胸闷，泛恶呕吐，筋骨酸痛，汗出渐解，舌苔黄腻，脉弦滑数。

治法：祛伏邪、化痰湿、调营卫。

方剂：小柴胡汤加减。

柴胡6克　黄芩6克　甘草6克　橘皮6克　枳壳6克　赤芍9克　知母9克　生姜6克　大枣4枚

方解：本方以柴胡发表和里，黄芩泻热除湿，甘草和中，橘皮理气，枳壳调气宽胸，赤芍散邪，知母清热安胎，生姜、大枣调和营卫。

按语：此证由于邪伏于里，中挟痰湿，营卫失调，故治法以祛伏邪、化痰湿、调营卫，使邪从表达，痰湿渐化，营卫得调，则寒热自解。

附注：如寒甚于热，原方加桂枝6克；如兼有腰痛，原方加川断12克、桑寄生12克；如胎动不安，原方加苎麻根12克。

第十四节　子　　烦

孕妇心惊胆怯，烦闷不安，称为子烦。可分二型，一为阴虚阳亢，一为痰热上扰，前者属虚，后者属实。

一、阴虚阳亢

病因：由于心阳亢，肾阴虚，心肾不能相济，以致心烦虑乱。

症状：心烦惊恐，烘热自汗，宵来失眠，舌苔薄黄、质红有刺，脉细软数。

治法：育阴潜阳。

方剂：生脉散加减。

北沙参 12 克　麦冬 9 克　五味子 6 克　天冬 6 克　玄参 9 克　生龙齿 15 克　生牡蛎 15 克　竹茹 9 克　灯芯 1.8 克

方解：本方以北沙参养阴清热，麦冬清心除烦，五味子补肺益肾，天冬、玄参滋阴降火，生龙齿潜阳，生牡蛎养阴，竹茹清热除烦，灯心清心火。

按语：此证由于心阳亢，肾阴虚，故治法以育阴潜阳，俾得阴平阳秘，则虚烦自除。

二、痰热上扰

病因：由于平素肥胖多痰，怀孕之后，胎中伏火，夹痰上扰，遂致心烦不宁。

症状：神烦不安，痰多作恶，夜寐不宁，舌苔黄腻质红、脉弦滑数。

治法：化痰清热。

方剂：小陷胸汤加减。

黄连 3 克　瓜蒌 15 克　橘皮 6 克　竹茹 9 克　枳壳 6 克　黄芩 6 克　远志 6 克　天竺黄 9 克

方解：本方以黄连泻心降火，瓜蒌化痰清热，橘皮理气化痰，竹茹清热除烦，黄芩清火安胎，枳壳宽胸理气，远志通心肾、安神志，天竺黄泻热豁痰。

按语：此证由于痰热上扰，故治法以清热化痰为主，使火降痰化，则烦躁得宁。

第十五节　子　　痢

孕妇下痢，谓之子痢，其致病原因，都由于感受暑湿；或感受寒湿，夹积滞酝蒸于肠胃之间，而后成痢，遂致气化不利，故有里急后重之势，此证有赤痢、白痢、赤白痢之分。

一、赤痢

病因：由于暑湿夹滞交阻于肠胃，遂致气化不利，下痢色赤。

症状：腹痛下痢色赤，里急后重，次数甚密，舌苔黄垢腻、质红有刺，脉象弦数。

治法：清热化湿，调气疏滞。

方剂：白头翁汤加味。

白头翁 12 克　秦皮 6 克　黄连 3 克　黄柏 6 克　木香 6 克　槟榔 6 克　扁豆 9 克　橘皮 6 克

方解：本方以白头翁泻热凉血，秦皮清热除痢，黄连、黄柏泻火除湿，木香调气，槟榔化滞，扁豆益脾胃，化暑湿，橘皮理气和中。

按语：此证由于暑湿夹滞阻于肠胃，故治法以清热化湿，理气疏滞，使湿热得清，积滞渐化，则下痢得以渐除。

二、白痢

病因：由于感受寒湿，夹积滞蕴蒸于肠胃，气化失其宣畅，遂致下痢色白。

症状：下痢色白，腹痛支急不畅，次数较频，畏寒泛恶，舌苔白腻，脉象沉紧。

治法：祛寒燥湿，理气疏滞。

方剂：藿香正气散加减。

藿香 9 克　苏梗 6 克　白芷 6 克　苍术 6 克　炙甘

草6克　木香6克　橘皮6克　大腹皮9克　生姜6克

方解：本方以藿香祛邪化湿，理气和中，苏梗顺气安胎，白芷、苍术燥湿，炙甘草温中和中，木香疏理三焦，橘皮理气和胃，大腹皮行气化滞，生姜散寒。

按语：此证由于寒湿积滞交蒸肠胃，气失通畅，故治法以祛寒燥湿，理气化滞，使寒湿渐解，滞化气调，下痢得能自止。

三、赤白痢

病因：由于湿热夹积滞蕴蒸于肠胃，遂致下痢赤白。

症状：腹痛下痢，红白相间，里急后重，舌苔淡黄垢腻，脉象弦滑。

治法：化湿热，疏积滞。

方剂：香连丸加味。

木香6克　黄连3克　苏梗6克　制香附6克　枳壳6克　橘皮6克　黄芩6克　甘草6克

方解：本方以木香疏理气化，黄连泻火除湿，苏梗顺气安胎，制香附调气，枳壳理气行滞，橘皮理气，黄芩清热祛湿，甘草和中。

按语：此证由于湿热积滞交阻，故治法以清湿热，化积滞，使湿热化，积滞清，气化通畅，则下痢得止。

第十六节　胞　　阻

妊娠腹痛，名曰胞阻，胞阻原因不一，痛的部位也不同，在临诊时必须根据各种原因和症状，详细辨别，作出正确的诊断，然后立法用药。胞阻的致病因素，每多由于感寒，积滞，气郁三类。

一、感寒

病因：寒阻胞宫，阴气内盛，阳气被遏，下焦气化失宣。

症状：下腹冷痛，畏寒神倦，四肢不温，舌苔白腻，脉象沉紧。

治法：温经散寒。

方剂：桂枝汤加减。

桂枝6克　炙甘草6克　生姜6克　大枣4枚　苏梗6克　葱白6克

方解：本方以桂枝温经散寒，甘草温中和中，生姜、大枣调和营卫，苏梗理气散寒，葱白通阳祛寒。

按语：此证由于感寒，故用温经散寒之法，使阳气宣通，则阴寒之邪可解。

二、积滞

病因：由于饮食不节，食滞停积于肠胃之间，于是气化运行失常。

症状：脘腹作痛拒按，大便溏结不调，舌苔垢厚，脉象沉迟。

治法：疏化积滞。

方剂：香砂枳术丸加减。

木香6克　砂仁3克　枳壳6克　白术9克　橘皮6克　大腹皮6克　炙鸡金9克

方解：本方以木香调气运中，砂仁调中行滞，枳壳疏滞消积，白术健脾安胎，橘皮理气和中，大腹皮行气化滞，炙鸡金化积助运。

按语：此证由于积滞，故用疏运化滞之法，虽以化滞，但孕妇不宜采用攻剂，只能缓和导滞，以免伤及胎元。

附注：枳实入中下两焦血分，枳壳入上中两焦气分，对孕妇有积滞使用枳壳较宜。

三、气郁

病因：由于情志抑郁，肝失疏泄之司，气机升降失常。

症状：胸闷胁痛，满腹胀痛，胀甚于痛，舌苔淡黄腻，脉象沉弦。

治法：舒肝解郁。

方剂：绀珠正气天香散加减。

制香附 6 克　苏梗 6 克　乌药 6 克　橘皮 6 克　木香 6 克　砂仁 3 克

方解：本方以香附舒肝解郁，苏梗顺气安胎，乌药调气止痛，橘皮理气和中，木香疏理三焦，砂仁行气调中。

按语：此证由于肝郁气滞，故以调气解郁为主，气能宣畅，则郁结可解。

第十七节　激经和胎漏

激经是妇女怀孕后，月经仍按月来潮，但量不多，此乃胎小血盛有余，至四五月后，胎儿渐大，经血自止，又有壮实之妇女，孕后按月下血点滴，且无腰痛胎动异常现象，亦属血之有余，并不影响身体健康，故均不需治疗。

孕妇阴道不时下血或点滴而下，淋沥不止的，名曰胎漏。如无腹痛或兼有腹痛。盖胎元已伤，极易引起流产，可分血热和气虚两型。

一、血热

病因：由于胎中伏火，伤及营分，于是迫血下行。

症状：面赤内热，口干唇燥，便秘溲少，血色深红，舌苔黄质红，脉象滑数。

治法：养血清热。

方剂：阿胶汤加减。

阿胶 12 克　生地 15 克　白芍 9 克　黑山栀 9 克　黄芩 6 克　侧柏叶 12 克　银花炭 9 克

方解：本方以阿胶养血滋阴，生地、白芍养阴清热，黑山栀清三焦之火，黄芩清热安胎，侧柏叶、银花炭凉血止血。

按语：此证由于血热，故用养血清热之法，养血者，使肝有所藏，清热者，使血不妄行，则血下可以渐止。

二、气虚

病因：由于中气虚弱，气不摄血，于是血不归经。

症状：面浮肢肿，腹部胀坠，大便不实，舌苔薄白，脉象细软。

治法：补中益气。

方剂：补中益气汤加减。

党参 12 克　黄芪 12 克　白术 9 克　橘皮 6 克　升麻 3 克　柴胡 3 克　甘草 3 克　山药 12 克

方解：本方以党参、黄芪补中益气，白术健脾安胎，橘皮调气，升麻、柴胡升提下陷之气，甘草和中，山药补脾益肾。

按语：此证由于气虚，故用补中益气之法，使脾能统摄，则血亦可以归经。

附注：以上两证，如兼有腹痛，均可酌加艾叶3克、苏梗6克、木香6克。

第四章 临 产 病

第一节 难 产

难产、原因不一，如因胎位不正，胎儿过大，或手足先下的横产、逆产，则需用手术进行治疗。若因气血两虚，或因气滞瘀阻，而致难产，可用中药治疗。

一、气血两虚

病因：由于素体虚弱，产时努力伤气，气虚无力送胎达下。

症状：面色 白，精神疲惫，自汗淋漓，语言气短，舌苔薄白质淡，脉沉虚弱。

治法：大补元气，佐以养血开窍。

方剂：独参汤合开骨散、兔脑丸。

人参 9 克另煎浓汤。

当归 15 克　川芎 6 克　龟板 30 克　血余 9 克，另煎汤。

兔脑丸一丸研细。

将上药调服，如过四小时仍难分娩，再将以上汤药丸剂，续服一剂。

兔脑丸方：

兔脑 1 个　麝香 3 克　母丁香 3 克　制乳香 7.5 克

方解：本方以人参大补元气，当归养血活血，川芎补血行气化瘀，龟板补阴滋肾，血余补阴祛瘀，兔脑、麝香开窍，母丁香温肾阳，制乳香活血调气。

按语：此证由于平素体弱，产时努力伤气，于是气血两虚，故治法以大补元气为主，佐以养血开窍，使气旺而能生血，气血来复，则胎儿自能下达。

二、气滞瘀阻

病因：由于气滞瘀阻，以致胎儿难以顺利而下。

症状：腹痛剧烈，腰痛颇甚，舌苔垢腻，脉象濡涩。

治法：调气行瘀，兼益气血。

方剂：妇科回生丹。

大黄　苏木　黑豆　人参　当归　川芎　延胡索　香附　苍术　蒲黄　茯苓　桃仁　牛膝　甘草　益母草　地榆　羌活　橘红　白芍　木瓜　青皮　木香　马鞭草　乳香　没药　白术　乌药　良姜　熟地　三棱　秋葵子　萸肉　五灵脂　红花

方解：本方是前代成方之一，能治难产，以破血调气为主，兼益气血，方中以大黄泻火导下，苏木行血去瘀，黑豆补肾镇心，人参补气，当归养血活血，川芎补血行气化瘀，延胡索、香附行血中气滞，苍术燥湿，蒲黄行血，茯苓渗湿利水，桃仁破血润燥，牛膝补肝肾，通下行，甘草和中，益母草去瘀生新，地榆入下焦、除血热，羌活祛风燥湿，橘红化湿理气，白芍养血敛肝，木瓜调肝脾、舒筋络，青皮疏肝破气，木香疏利三焦，马鞭草破血通经，乳香活血通经，没药散瘀止痛，白术健脾化湿，乌药调气止痛，良姜暖胃散寒，熟地温补肝肾，三棱破血行瘀，秋葵子利窍滑胎，萸肉补益肝肾，五灵脂行血化瘀，红花活血去瘀。

按语：此证由于气滞瘀阻，而致难产，故治法以调气化瘀为主，兼益气血，使气能调达，瘀阻得化，则胎儿自能下达。

附注：凡治疗难产，在此千钧一发之际，必须明辨虚实，根据虚则补之，实则攻之的原则，才能达到转危为安之目的。

第二节 胎死不下

胎儿死在母腹中，时久不能娩出，谓之胎死不下。

病因：由于孕妇气血素虚，寒凝瘀阻，遂致胎气阻滞，胎儿窒息，死于胞中。

症状：腹部冰冷，甚至胀痛拒按，口出秽气，舌苔白腻，脉象沉软。

治法：温补气血，祛寒行瘀。

方剂：生化汤加味。

当归9克　川芎6克　炮姜3克　桃仁9克　炙甘草6克　人参3克　肉桂3克　红花3克　香附6克　生牛膝9克

方解：本方以当归养血活血，川芎补血调气行瘀，炮姜回阳，桃仁、红花活血化瘀，炙甘草温中，人参补气，肉桂温阳下胎，香附调气，生牛膝破恶血、通下行。

按语：此证由于平素气血俱虚，寒瘀凝滞，遂致胎死不下，故治法以温补气血，疏散寒瘀，使阳气得振，寒瘀得解，则气能通畅，死胎可下。

第三节 胎衣不下

胎儿分娩以后，胎盘应随之而下，但未能娩出，谓之胎衣不下原因有二：一为气虚血滞，一为寒凝瘀阻。

一、气虚血滞

病因：由于平素气血两虚，产时又用力过度，遂致气虚血滞，胞衣不下。

症状：产后胎盘不下，精神疲乏，面色㿠白，头晕心悸，下腹作胀，瘀露甚少，舌质淡，脉象虚弱。

治法：温补气血，佐以活血化瘀。

方剂：加参生化汤加减。

人参 6 克　当归 12 克　川芎 6 克　炙甘草 6 克　炮姜 3 克　生蒲黄 6 克　益母草 12 克　牛膝 9 克

方解：本方以人参大补元气，当归养血活血，川芎补血行气化瘀，炙甘草温中和中，炮姜温阳，生蒲黄行血化瘀，益母草去瘀生新，牛膝补肝肾、通下行。

按语：此证由于气血两虚，兼挟瘀阻，故治法以温补气血，佐以活血化瘀，使气血来复，瘀阻得化，胎衣自下。

二、寒凝瘀阻

病因：产时感受外寒，气血为寒所凝，气化运行不利，遂致胎盘稽留。

症状：产后胞衣不下，腹部胀坠，畏寒喜暖，瘀露不爽，舌苔薄白，脉象沉紧。

治法：养血祛寒，调气行瘀。

方剂：黑神散加减。

当归 12 克　川芎 6 克　赤芍 9 克　桂心 6 克　炮姜 6 克　炙甘草 6 克　酒淋黑豆 12 克　生蒲黄 6 克　苏叶 6 克　生牛膝 9 克

方解：本方以当归养血活血，川芎补血调气化瘀，赤芍泻肝散瘀，桂心温阳活血，炮姜温经散寒，炙甘草温中和中，黑豆补肾，用酒淋取其引导温通经脉，生蒲黄行血化瘀，苏叶发表散寒，生牛膝破恶血，通下行。

按语：此证由于寒凝瘀阻，故治法以养血散寒，调气行瘀，使寒解瘀行，则气能通畅，胎盘可以顺流而下。

第五章　产　后　病

第一节　产 后 血 晕

产后血晕，是产妇分娩后，突然头晕目花，胸闷呕吐，甚至不省人事，名曰血晕，此症有虚实之分，今分述于下。

一、虚证血晕

病因：由于初产血去伤阴，阴不潜阳，于是虚阳上越。

症状：面色苍白，头晕目眩，精神恍惚，烦躁自汗，甚至神志不清，舌质淡、唇白，脉象细软微数。

治法：钩藤汤加减。

钩藤 12 克　桔梗 6 克　人参 6 克　茯神 12 克　桑寄生 15 克　熟地 12 克　生龙齿 15 克　生牡蛎 15 克　枸杞子 9 克

方解：本方以钩藤平肝风、清心热，桔梗宣通气血，人参大补元气，茯神宁心安神，桑寄生补益肝肾，熟地养血滋阴，生龙齿、生牡蛎育阴潜阳，枸杞子滋肝益肾。

按语：此证由于血夺阴损，虚阳上越，故用育阴潜阳、养血息风之法。用人参扶正，使气旺而能生血，使阴血来复，则肝经风阳得以平息。

二、实证血晕

病因：由于瘀血不下，反致上逆。

症状：面色灰暗，头痛头晕，胸闷泛噁，腹痛拒按，甚至昏迷，舌边质紫，脉象濡弦。

治法：养血逐瘀。

方剂：芎归汤合失笑散加味。

当归12克　川芎6克　生蒲黄6克　五灵脂12克　桃仁9克　益母草15克　生牛膝9克

方解：本方以当归、川芎养血化瘀，生蒲黄、五灵脂行血逐瘀，桃仁破血去瘀，益母草去瘀生新，生牛膝破恶血、通下行。

按语：此证由于瘀血内阻，故用养血化瘀之法，使瘀血下行，不致上逆而为患。

附注：此证如病情危急，可用（醋炭法），用炭烧红，将醋洒于炭上，置于产妇身旁熏之，使神志得以清醒。

第二节　产后发痉

妇女分娩后，突然发生牙关紧闭，项背强直，四肢抽搐，谓之产后发痉。

病因：由于产后失血过多，血虚则肝失所养，于是肝风内动。

症状：牙关拘紧，项背强直，四肢抽搐，舌质淡少津，脉象细软弦数。

治法：滋阴柔肝，息风镇痉。

方剂：大定风珠加减。

生白芍12克　阿胶12克　生牡蛎30克　生鳖甲

15 克　生龟板 15 克　干地黄 15 克　麦冬 9 克　五味子 6 克　鸡子黄 1 枚（后下）　木瓜 9 克

方解：本方以生白芍、阿胶养血柔肝，三甲（牡蛎、鳖甲、龟板）育阴潜阳，地黄养血，麦冬、五味子养阴生津，鸡子黄宁心镇惊，木瓜和脾舒筋。

按语：此证由于肝阴虚而肝风内动，故以养血滋阴为主，使肝有所藏，筋有所养，则内风可息。

第三节　产 后 血 崩

妇女分娩后，发生大量下血，谓之产后血崩，其主要原因，由于气虚血脱，或阴虚阳搏，都能发生此症。

一、气虚血脱

病因：由于产妇平素气血两虚，临产努力伤气，遂致气虚不能摄血，于是血随气脱。

症状：面色㿠白，呼吸短促，自汗淋沥，四肢不温，下血量多若冲，舌苔干白，脉象虚微。

治法：扶本固脱。

方剂：参附汤加味。

人参 9 克　熟附子 9 克　生炙黄芪各 12 克　鹿角胶 15 克

方解：本方以人参大补元气，熟附子补火回阳，黄芪生用固表，炙用补中，鹿角胶滋补肾阳。

按语：此证由于正气告竭，病情危急，每易骤然虚脱，故用扶正固本之法，以冀元气来复，真阳得固，始能转危为安。

二、阴虚阳搏

病因：由于产后下血过多，阴气重伤，阴不敛阳，阳盛搏阴，于是阴络伤而血内溢。

症状：火升面赤，心烦心慌，神躁乏寐，自汗淋漓，头晕目眩，口渴频饮，两足不温，阴道下血甚多，舌苔中剥质绛，脉象促数。

治法：育阴潜阳。

方剂：生脉散加味。

人参6克　麦冬9克　五味子6克　生牡蛎30克　生龙齿15克　生龙骨15克　生龟板30克　阿胶12克

方解：本方以人参补元气，生阴血，麦冬养阴，五味子益气生津，生牡蛎养阴敛汗，生龙齿、生龙骨固涩止脱，生龟板滋阴补肾，阿胶养血止血。

按语：此证由于阴虚阳搏，故用育阴潜阳之法，使阴平阳秘，则血能归经，崩冲得止。

第四节　产后发热

产后发热，原因较多，在虚证方面，多由于血虚、劳伤，在实证方面，常由于感寒、邪毒等，在治疗上，如遇实证，因产后体质已弱，不宜过表过下，应当慎重，才不致犯虚虚实实之戒。

一、血虚

病因：由于产后血去阴损，阴虚则热自内生。

症状：身热暮甚，头晕目眩，自汗心悸，舌苔薄黄质淡，脉象细数。

治法：养血清热。

方剂：白薇散加减。

白薇 9 克　当归 12 克　甘草 6 克　干地黄 12 克　白芍 9 克　黑豆 12 克　生牡蛎 15 克

方解：本方以白薇凉血泻热，当归养血和血，甘草和中，地黄养血清热，白芍养血敛阴，黑豆补肾除热，生牡蛎养阴清热。

按语：此证由于血虚发热，故以养血清热为主，使阴血渐复，则热亦可以得清。

二、劳伤

病因：由于产后劳乏过度，气血受损，营卫不和，而致发热。

症状：面色苍白，形寒发热，头痛头晕，气短自汗，四肢酸软，舌苔薄白质淡，脉象沉细软数。

治法：温补气血，调和营卫。

方剂：十全大补汤加减。

人参 6 克　黄芪 12 克　白术 9 克　茯苓 12 克　甘草 6 克　熟地 12 克　当归 9 克　白芍 9 克　川芎 3 克　桂枝 6 克

方解：本方以人参、黄芪补气，白术、茯苓健脾，甘草和中，熟地、白芍养血滋阴，当归、川芎养血和血，桂枝调和营卫。

按语：此证由于劳伤气血，故用温补气血之法，使气血得充，营卫和谐，则热可渐解。

三、感寒

病因：由于产后起居不节，寒邪侵袭，以致营卫失调。

症状：发热恶寒，头痛头晕，筋络酸痛，舌苔薄白，脉象浮数。

治法：解表达邪，调和营卫。

方剂：桂枝汤加味。

桂枝6克　赤芍9克　炙甘草6克　生姜6克　大枣4枚　荆芥6克　酒淋黑豆12克

方解：本方以桂枝、赤芍解表达邪，炙甘草和中，生姜、大枣调和营卫，荆芥发表祛风，黑豆补肾，用酒淋者，可以引导通行经络而散邪。

按语：此证由于感寒，故用解表达邪之法，使邪从表达，热亦自解。

四、邪毒

病因：由于分娩时，失血及产道损伤，或产后垫纸不洁等感染后，以致邪毒侵入。

症状：壮热头痛，形寒有汗，胸痞作噁，少腹作痛，恶露腥臭，口渴思饮，舌苔黄腻质红，脉象濡弦而数。

治法：清热解毒，调和营卫。

方剂：小柴胡汤加减。

柴胡6克　黄芩6克　生甘草6克　清半夏9克　生姜6克　大枣4枚　丹皮9克　银花9克　川楝子9克

方解：本方以柴胡发表和里退热，黄芩泻火除湿，生甘草清热解毒，清半夏和中止呕，生姜、大枣调和营卫，丹皮、银花清热凉血，川楝子清湿热、利下焦。

按语：此证由于邪毒，故用清化湿热而解毒，调和营卫以祛邪。

附注：如热毒盛者，原方去柴胡、半夏、姜、枣，加生地15克，大青叶15克，蒲公英15克，败酱草15克，以清营而解毒。

如腹痛恶露少，上方加赤芍9克、桃仁9克、益母草15克以行瘀。

第五节　产后恶露不下

妇女分娩后，恶露停留于胞宫之内，不能畅通排出，称为恶露不下，其原因由于寒凝瘀结，或气滞瘀阻。

一、寒凝瘀结

病因：由于临产当风受寒，以致恶血为寒所凝，恶露未能下达。

症状：下腹寒痛拒按，畏寒肢冷，舌苔薄白边紫，脉象沉紧。

治法：散寒行瘀。

方剂：生化汤加味。

当归12克　川芎6克　桃仁9克　炮姜6克　炙甘草6克　桂枝6克　生蒲黄6克

方解：本方以当归养血散寒，川芎养血行气祛瘀，桃仁活血化瘀，炮姜温阳散寒，炙甘草和中，桂枝温经散寒，生蒲黄行血通瘀。

按语：此证由于寒凝瘀结，故用散寒行瘀为主，使寒气解散，阳气宣通，则停滞之瘀可下。

二、气滞瘀阻

病因：由于产后情绪怫郁，气血壅滞，阻碍恶血下行。

症状：胸膈痞闷，下腹胀痛，舌苔薄腻、尖有瘀点，脉象沉弦。

治法：调气化瘀。

方剂：绀珠正气天香散合芎归汤。

香附6克　干姜6克　乌药6克　苏梗6克　橘皮6克　当归9克　川芎6克

方解：本方以香附调气解郁，干姜温经化滞，乌药行气止痛，苏梗理气和中，橘皮理气调中，当归养血和血，川芎补血行气祛瘀。

按语：此证由于气滞瘀阻，故用调气化瘀之法，使气化宣畅，则瘀阻自通。

第六节　产后恶露不断

妇女分娩后，瘀下淋沥，经久不止，其病因由于气血两虚，或瘀血停留。

一、气血两虚

病因：由于产后气血两伤，冲任受损，未能控制经血。

症状：面浮肢肿，神疲气短，头晕目眩，心悸少寐，瘀露时多时少，淋沥不断，舌苔薄白质淡，脉象细软。

治法：补气养血，固摄冲任。

方剂：归脾汤加减。

人参6克　黄芪12克　白术9克　当归身9克　枣仁12克　龙眼肉12克　艾叶6克　阿胶12克　三七根3克

方解：本方以人参、黄芪大补元气，白术健脾，归身养血，枣仁补肝宁心，龙眼肉补心益脾，艾叶温经止血，阿胶养血止血，三七根化瘀止血。

按语：此证由于气血两虚，故以补益心脾为主，盖心主血，脾统血，使心有所主，脾有所统，则血可渐止。

二、瘀血停留

病因：由于产后恶露不畅，瘀积于内，旧血不去，以致新血不能归经。

症状：下腹滞痛拒按，恶露淋沥不多，色黑有块，舌边质紫，脉象沉迟。

治法：养血调气，活血化瘀。

方剂：芎归汤合失笑散加味。

当归 12 克　川芎 6 克　生蒲黄 6 克　五灵脂 12 克　桃仁 9 克　延胡索 9 克　益母草 15 克　香附 6 克

方解：本方以当归养血和血，川芎养血行气化瘀，生蒲黄行血祛瘀，五灵脂行血止痛，桃仁活血化瘀，延胡索行血中气滞，益母草祛瘀生新，香附理气。

按语：此证由于瘀血停留，故用养血调气、活血化瘀之法，以芎归汤养血活血为主，以失笑散行血化瘀为辅，再加桃仁、延胡索、益母草、香附，加强其调气活血化瘀之力，使瘀血去而新血得以归经。

第七节　产后大便难

产后饮食如常，而大便干结，甚至数日不行，解时又甚费力，称为产后大便难。

病因：由于产后耗血伤津，津液不足，津少则肠道失润，传导不利，以致大便难行。

症状：大便燥结，有时腹胀，口渴思饮，舌苔薄黄，脉象细软。

治法：养血润肠。

方剂。五仁丸加减。

柏子仁 12 克　郁李仁 12 克　桃仁 9 克　杏仁 9 克　当归 9 克　苁蓉 9 克　胡桃肉 12 克

方解：本方以柏子仁、当归养血润肠，郁李仁、桃仁破血通肠，杏仁化痰润燥，苁蓉温肾滑肠，胡桃肉滋肾润肠。

按语：此证由于血虚肠燥，故以养血润肠为主，使肠道滋润，则大便自能通行。

第八节　产后癃闭

产后突然小便不通，下腹胀滞，谓之产后癃闭。

病因：由于寒凝瘀阻，膀胱气化失宣，以致小便不通。

症状：小便不通，下腹胀坠，甚至急痛，舌苔薄白，脉象沉软。

治法：温经散寒，调气化瘀。

方剂：桂香琥珀散（自订方）。

肉桂 3 克　沉香 3 克　琥珀 6 克

三味为末，分三次调服。

方解：本方以肉桂温经散寒，沉香调气温肾，琥珀利水化瘀。

按语：此证由于寒凝瘀阻，膀胱气化不利，故用温经散寒，调气化瘀之法，此方三味，均属主药，盖取其药简而力专，使下焦寒散瘀化，则小便自能爽然通利。

第九节　产后关节痛

产后关节痛，是妇科的一种常见病，此症必须引起重视，及时进行治疗，否则易于迁延，影响身体健康和生产劳动。

病因：由于产妇分娩后，气血两亏，经隧空虚，风湿乘虚侵袭，遂致发生关节酸痛。

症状：筋骨痠痛，怯寒畏风，舌苔薄白，脉象浮软。

治法：补气血、祛风湿。

方剂：独活寄生汤加减。

独活6克　桑寄生15克　秦艽9克　防风6克　当归9克　桂枝6克　熟地12克　白芍9克　川芎6克　细辛3克　黄芪12克

方解：本方以独活、秦艽、防风宣祛风湿，桑寄生补筋骨，散风湿，当归养血和血，桂枝温经通脉，熟地、白芍养血，川芎补血搜风，细辛宣散风寒，黄芪补气生血。

按语：此证由于产后气血两虚，风湿乘隙袭络，故用补气血、祛风湿之法，按中医理论，治风先治血，血行风自灭，故采用养血之药，再加黄芪补气生血，佐以宣祛风湿为治。

第十节　产后自汗

产后自汗，其原因有二：一是产后气虚卫疏，腠理不密。二是脾虚多湿，湿家多汗。

一、气虚卫疏

病因：由于产后肺气虚弱，肺主一身之气，又主皮毛，气虚则腠理不密，卫表不固。

症状：自汗淋漓，畏风气短，舌苔质淡，脉象细软。

治法：补气固卫。

方剂：玉屏风散合生脉散加味。

生黄芪 15 克　白术 9 克　防风 6 克　党参 12 克　麦冬 9 克　五味子 6 克　生龙骨 15 克　生牡蛎 15 克

方解：本方以党参、生黄芪补气固卫，白术健脾，防风祛风，麦冬养阴，五味子益气，龙骨、生牡蛎固涩止汗。

按语：此证由于气虚卫疏，故以补气养阴为主，使气阴来复，则腠理致密，卫气得固，则自汗可止。

二、脾虚多湿

病因：由于脾弱积湿，湿盛则阳气不振，以致卫气不固。

症状：面浮畏寒，自汗溱溱，神倦无力，四肢不温，舌苔白腻，脉象沉濡。

治法：健脾补气，温阳化湿。

方剂：四君子汤合桂枝汤加减。

党参 12 克　白术 9 克　茯苓 12 克　炙甘草 6 克　桂枝 6 克　大枣 4 枚　浮小麦 15 克

方解：本方以党参健脾补中，白术健脾燥湿，茯苓益脾渗湿，炙甘草温中和中，桂枝温经通阳，大枣补中益气，浮小麦补心止汗。

按语：此证由于脾弱积湿，阳气不振，故以健脾温阳为主，使脾气旺、积湿化、阳气得振则自汗可止。

第十一节　产后乳汁不行

妇女产后缺乏乳汁，或量甚少，谓之乳汁不行，其原因由于产后气虚血少，或因血虚气滞所致。

一、气虚血少

病因：由于产妇平素体弱，产后气血更虚，以致血无以生而为乳汁。

症状：乳汁稀少，面色㿠白，畏寒肢肿，头晕目眩，心慌气短，舌质淡白，脉象细软。

治法：补气养血通乳。

方剂：黄芪四物汤加味。

黄芪 12 克　熟地 12 克　当归 9 克　白芍 9 克　川芎 3 克　白术 9 克　茯苓 12 克　甘草 6 克　赤小豆 15 克

方解：本方以黄芪补气，四物（地、芍、归、芎）养血，白术、茯苓健脾，甘草和中，赤小豆通乳。

按语：此症由于产后气血两虚，不能生化乳汁，故以补气养血为主，使气血充足，盖气旺而能生血，血充而能化乳。

二、血虚气滞

病因：由于产后肝血不足，肝气有余，遂致血虚气滞，未能生化乳汁。

症状：乳少难下，面色苍黄，头晕目涩，心悸少寐，胸胁作胀，舌苔薄白，脉象软涩。

治法：养血调气通乳。

方剂：通乳四物汤加减。

熟地12克　当归9克　川芎3克　木通3克　王不留行3克　制香附6克　橘皮6克

方解：本方以熟地补血，当归养血和血，川芎补血行气，木通利水通乳，王不留行行血下乳，制香附舒肝调气，橘皮理气和胃。

按语：此症由于血虚气滞，故用养血调气为治，使血能自生，气能无滞，则血随气行，自能取汁变化而为乳汁。

第十二节　产后乳汁自流

产后乳汁不经过婴儿吮吸，而自然流出，甚至终日滴点不断，谓之乳汁自流。

病因：产后正气大伤，气虚不能摄纳，遂致乳汁自流。

症状：面浮色白，神倦气短，四肢不温，胃纳减少，大便溏薄，舌苔薄腻质淡，脉象细弱。

治法：大补元气，佐以健脾和胃。

方剂：香砂六君子汤加减。

人参6克　白术9克　茯苓12克　炙甘草6克　橘皮6克　制半夏6克　砂仁3克　扁豆9克　山药12克　菟丝子9克

方解：本方以人参大补元气，白术补气健脾，茯苓补益心脾，炙甘草温中和中，橘皮理气和胃，制半夏和中健胃，砂仁醒脾和胃，扁豆补脾健胃，山药补益脾肾，菟丝子温补肝脾肾。

按语：此症由于气虚不能摄纳，以致乳汁自流，故治法以补气为主，佐以健脾和胃，使脾胃得健，中气渐振，则乳汁不致自流。

第六章　妇科杂病

第一节　不　　孕

妇女结婚多年，配偶健康而未曾怀孕，或已生育过一次，而又数年不再妊娠，均称为不孕。不孕的原因，主要由于肾虚、血虚、寒凝、气滞、痰阻、瘀积等，基于上述原因，往往都能使月经不调，而致难以受孕。今将以上六种类型的病因、症状、治法、方剂，分述于下。

一、肾虚

病因：由于肾脏精血虚少，胞宫失养，致使不能摄精受孕。

症状：头晕耳鸣，腰背酸痛，小便频数，月经不调，舌苔薄白，脉象沉细而弱。

治法：强肾补精。

方剂：毓麟珠加减。

熟地 12 克　当归 9 克　白芍 9 克　菟丝子 9 克　杜仲 9 克　覆盆子 9 克　苁蓉 9 克　鹿角霜 9 克　五味子 6 克　甘草 6 克

方解：本方以熟地、菟丝强阴益精，当归、白芍养血，杜仲补益肝肾，覆盆子温肾固精，苁蓉温补精血，鹿角霜温阳生精，五味子补涩精气，甘草和中。

按语：此证由于肾虚，故以补肾生精为主，使精充则肾强，肾强则冲任得养，月经得以正常，则易于受孕。

二、血虚

病因：由于肝藏血少，冲任失养，遂致胞宫虚弱，未能摄精受孕。

症状：面色苍黄，头晕目眩，心悸少寐，月经量少，舌质淡，脉象细软。

治法：养血滋肝。

方剂：养精种玉汤加味。

熟地 12 克　当归 9 克　白芍 9 克　山萸肉 6 克　阿胶 12 克　枸杞子 12 克　五味子 6 克

方解：本方以熟地、萸肉温补肝肾，当归、白芍养血滋肝，阿胶养血，枸杞子滋肝益肾，五味子补涩精气。

按语：此证由于血虚，故用滋养肝肾之法，使营血渐充，则肝有所养，冲任得滋，而自易怀孕。

三、寒凝

病因：由于行经期间，当风受寒，风寒客于胞宫，以致宫寒不孕。

症状：下腹寒冷，有时作痛，腰部觉冷，月经愆期，舌苔薄白，脉象沉紧。

治法：温经散寒。

方剂：艾附暖宫丸加减。

艾叶 6 克　制香附 6 克　当归 9 克　熟地 12 克　赤芍 9 克　川芎 6 克　肉桂 3 克　吴萸 3 克　细辛 3 克

方解：本方以艾叶温经散寒，制香附调气，四物

（当归、熟地、赤芍、川芎）养血调经，肉桂温阳暖肾，吴萸、细辛温散风寒。

按语：此证由于宫寒不孕，故以祛寒调经为主，使积寒渐解，月经能调，则胞宫温暖，自能受孕。

四、气滞

病因：由于肝郁气滞，失其疏泄之常，气血失凋，冲任不能相资，因而难以摄精受孕。

症状：少腹胀痛，有时气坠，胸痞胁痛，月经不调，舌苔淡黄，脉象弦涩。

治法：疏肝调气。

方剂：逍遥散加减。

柴胡6克　当归9克　赤芍9克　茯苓12克　薄荷3克　制香附9克　川楝子9克　小茴香3克　延胡索9克　牛膝9克

方解：本方以柴胡疏肝解郁、宣畅气血，当归养血和血，赤芍泻肝散瘀，茯苓健脾渗湿，薄荷宣散解郁，制香附理气调经，川楝子通利下焦，小茴香温通调气，延胡索行血中气滞，牛膝补肝肾、引药下行。

按语：此证由于肝郁气滞，故以舒肝调气为主，使下焦气化通畅，则月经得以自调，然后才能怀孕。

五、痰阻

病因：由于妇女形体肥胖，痰湿素重，阻塞胞宫，以致未能受精怀孕。

症状：平时痰多，神倦嗜卧，带下绵绵，月经量少，舌苔白腻，脉象沉滑。

治法：化痰祛湿。

方剂：启宫丸加减。

制半夏 9 克　制南星 6 克　苍术 6 克　制香附 6 克　茯苓 12 克　橘皮 6 克　神曲 9 克

方解：本方以制半夏、制南星祛痰燥湿，苍术健脾燥湿，制香附调气化滞，茯苓健脾渗湿，橘皮理气化痰，神曲行气化滞。

按语：此证由于痰湿阻滞，故用化痰祛湿之法，使痰湿化则胞宫无阻，乃能摄精受孕。

六、瘀积

病因：由于瘀阻胞宫，下焦气化不克通畅，于是难以摄精受孕。

症状：下腹作痛拒按，月经量少，色紫黑有块，舌尖有瘀点，脉象沉迟。

治法：行气化瘀。

方剂：琥珀散加减。

三棱 6 克　莪术 6 克　当归 9 克　赤芍 9 克　丹皮 9 克　乌药 6 克　延胡索 6 克　香附 6 克　牛膝 9 克

方解：本方以三棱、莪术行气破血，当归养血和血，赤芍泻肝散瘀，丹皮凉血化瘀，乌药调气止痛，延胡索、香附调气，牛膝补肝肾、通下行。

按语：此证由于瘀阻，故用行气通瘀之法，使积瘀化、气道通，月经正常，然后才能受孕。

附注：如患盆腔结核，体质较实者，可以酌用此方。再如输卵管不通，也可采用此方。

第二节　脏　躁

妇女情志忧郁，平时喜怒无常，悲伤易哭，呵欠频作，名曰脏躁。

病因：由于忧思劳伤，营阴耗损，遂致阴不潜阳，阳气偏胜。

症状：面容忧愁，心烦失眠，悲伤易哭，呵欠频繁，舌质红有刺，脉象细数。

治法：养心脾、益肝肾。

方剂：甘麦大枣汤加味。

生炙甘草各6克　怀小麦15克　大枣6枚　远志6克　茯神15克　合欢皮12克　麦冬9克　白芍9克　干地黄12克

方解：本方以生炙甘草益脾胃、清心火，怀小麦补心除烦，大枣、茯神益心脾而安神，远志解郁而通心肾，合欢皮安五脏、和心脾，麦冬养阴，白芍敛肝，地黄补益肝肾。

按语：此病由于心脾血少，肝肾阴虚，故以补心脾为主，益肝肾为辅，使心脾安和，则肝肾协调，诸恙得平。

附：经绝期证候群

此证在祖国医学上无此名称，但在现代医学中比较多见。妇女在绝经前后，一般年龄在四十五岁至五十二岁左右，妇女将届经断之时，由于肾气渐衰、冲任两脉功能减退，《内经》所谓“任脉虚、太冲脉衰、天癸竭”，表现为月经紊乱、经行或先或后、以迄月经终止，并见精神萎顿、烦躁易怒、头晕耳鸣、惊悸失眠、烘热自汗、甚至悲伤欲哭等症，谓经绝期证候群。

本病主要原因，在于肾虚。盖肾为先天之本，真阴真阳之所在，肾虚则阴阳失调，必然影响其他脏腑。少数妇女，由于素体较弱，或兼有精神因素或其他原因的影响，一时不能适应此种生理变化时，因而出现某些脏腑功能失调，阴阳不得相对平衡的一系列证候，如阴虚阳亢，血虚肝旺，肝脾不和，心肾不交等证。

一、阴虚阳亢

病因：由于肾阴素虚，心肝阳亢。

症状：头晕烘热，目眩耳鸣，心悸自汗，夜来乏寐，腰酸足软，月经错乱，舌苔中剥、边尖有刺，脉象细软。

治法：育阴潜阳。

方剂：杞菊地黄丸加减。

枸杞子 9 克　菊花 6 克　干地黄 12 克　山药 12 克　茯神 15 克　丹皮 9 克　生龙骨 15 克　生牡蛎 15 克　桑寄生 15 克

方解：本方以枸杞子、桑寄生补益肝肾，菊花去风平肝，地黄养阴清热，山药补益脾肾，茯神宁心安神，丹皮凉血清热，生龙骨涩精敛汗，生牡蛎育阴潜阳。

按语：此证由于阴虚阳亢，故以补阴为主，使阴气渐复，虚阳得以潜藏，《内经》所谓“阴平阳秘，精神乃治”。

二、血虚肝旺

病因：由于肝藏血少，阳气偏胜。

症状：头痛头晕，心烦易怒，气逆胸闷，两胁抽痛，腹部作胀，月经不调而量少，舌苔薄黄有刺，脉象细弦。

治法：养血敛肝。

方剂：一贯煎加减。

干地黄15克　当归身9克　麦冬9克　枸杞子9克　川楝子9克　生白芍12克　女贞子9克　佛手6克

方解：本方以地黄养血清热，归身补血，麦冬滋阴，枸杞子、女贞子滋养肝肾，生白芍补血敛肝，川楝子、佛手疏肝调气。

按语：此证由于血虚，故以养血滋阴为主，使肝阴得滋，则阳气自能下降，不致亢逆而为患。

三、肝脾不和

病因：由于郁怒伤肝，思虑伤脾，遂致肝脾不和。

症状：面浮肢肿，胸闷腹胀，胃呆便溏，月经时先时后，舌苔淡黄、边尖有刺，脉象细弦。

治法：调和肝脾。

方剂：逍遥散加减。

柴胡6克　白芍9克　白术9克　茯苓12克　炙甘草6克　橘皮6克　制香附6克　木香6克　砂仁3克

方解：本方以柴胡疏肝解郁，白芍养血敛肝，白术健脾燥湿，茯苓益脾渗湿，炙甘草和中，橘皮调气和胃，制香附理气解郁，木香疏肝和脾，砂仁运中健胃。

按语：此证由于肝脾不和，故用疏肝健脾之法，使肝脾协调，则诸恙得以渐除。

四、心肾不交

病因：由于肾阴下虚，心火上炎，于是心肾不能交济。

症状：心烦意乱，精神恍惚，头晕耳鸣，烘热自汗，夜乏安寐，腰酸足软，月经愆期，舌苔光剥、质红尖刺，脉象细软微数。

治法：交补心肾。

方剂：生脉散加减。

太子参 12 克　麦冬 9 克　五味子 6 克　磁石 30 克　制首乌 12 克　莲肉 12 克　干地黄 15 克　柏子仁 12 克　远志 6 克

方解：本方以太子参补气，麦冬养阴益气，五味子益气生津，磁石重镇益肾，制首乌滋养肝肾，莲肉交补心肾，地黄补心肾、除烦热，柏子仁补心脾、益肝肾，远志宣散郁、通心肾。

按语：此证由于心肾不交，故以宁心补肾为主，使肾阴得滋，则心火可降。

第三节　阴　挺

阴挺与子宫脱垂症状很相似，此病经产妇女及年老者较为常见，病因由于努力过度，气从下陷所致。

一、气虚

病因：由于努力伤气，气从下陷，以致子宫不能收摄而下坠。

症状：面浮肢肿，气短神倦，自觉小腹胀滞下迫，舌质淡，脉象沉软。

治法：补气升阳。

方剂：补中益气汤加减。

党参 12 克　黄芪 2 克　白术 9 克　升麻 3 克　柴胡 3 克　甘草 6 克　橘皮 6 克　木香 6 克

方解：本方以党参、黄芪补中益气，白术健脾，升麻、柴胡升阳，甘草和中，橘皮调气和中，木香理气。

按语：此病由于中气下陷，故用补中气、健脾胃、升清阳之法，使中气旺则清阳得升，气不下陷而能升举。

二、肾虚

病因：由于产育频繁，损伤肾气，冲任二脉不固，未能收摄胞系，以致子宫下垂。

症状：头晕耳鸣，腰酸腿软，下腹气坠，小溲频数，舌苔中剥，脉象细弱。

治法：益气补肾。

方剂：大补元煎加减。

党参 12 克　黄芪 12 克　熟地 12 克　山药 12 克　杜仲 9 克　当归 9 克　枸杞子 9 克　炙甘草 6 克　沙苑子 9 克

方解：本方以党参、黄芪补气，熟地养阴滋肾，山药益脾肾，杜仲、沙苑子补益肝肾，当归养血和血，枸杞子温补肝肾，炙甘草和中。

按语：此病由于肾虚，故以益气补肾之法，使肾强则冲任得固，气旺则自能升举。

第四节　阴　　痒

阴痒，是妇女阴道内或外阴部搔痒，甚至奇痒难忍，痛苦异常。

病因：由于肝经郁热，脾经积湿，湿热交蒸，注于下焦。

症状：阴道内或外阴部搔痒，坐卧不安，不时流出黄水，带下量多气秽，舌苔黄腻，脉象弦数。

治法：清热祛湿。

方剂：龙胆泻肝汤加减。

龙胆草6克　黄芩6克　栀子9克　泽泻9克　车前子12克　生甘草6克　茯苓12克　苡仁12克　贯众12克

方解：本方以龙胆草泻肝胆火，除下焦湿热，黄芩、栀子清三焦实火，泽泻、车前子清热利湿，生甘草清热和中，茯苓健脾渗湿，苡仁益脾化湿，贯众清热解毒。

按语：此病由于肝热脾湿，湿热下注，故用泻肝火、清湿热之法，使肝火得降，湿热得清，自无阴痒之患。

附注：湿热重者，采用上方，湿热轻者，采用下方。

方剂：三妙丸加味。

苍术6克　黄柏9克　牛膝9克　苡仁12克　蛇床子6克　白藓皮9克

方解：本方以苍术燥湿，黄柏泻火，牛膝引药下行，苡仁健脾渗湿，蛇床子燥湿杀虫，白藓皮除湿清热。

按语：此病也由于湿热下注，故以清化湿热为主，使下焦湿热渐化，则阴痒自能渐止。

除上述汤药外，同时可以外用下方熏洗。

蛇床子15克　枯矾15克　雄黄15克

方解：本方以蛇床子燥湿杀虫，枯矾收涩燥湿、解毒杀虫，雄黄解毒杀虫。

此三味均系燥湿杀虫为主，煎汤熏洗，内外兼施，效果较速。

附注：如有滴虫而患此症，亦可采用上方。

第五节　阴　　吹

妇女阴道中有气排出，簌簌有声，与矢气相似，谓之阴吹，其原因为胃气下泄，不循其原有道路而另走旁窍。

病因：由于热结肠胃，津液不足，肠胃燥结，胃气下泄，不从后阴而下，反从前阴而出。

症状：大便燥结，口渴思饮，阴道有气排泄，声如矢气，舌苔糙黄，脉象细数。

治法：滋阴清热，理气润肠。

方剂：玉女煎加减。

生石膏 15 克　生地 15 克　麦冬 9 克　知母 9 克　瓜蒌仁 15 克　柏子仁 12 克　鲜石斛 12 克　橘皮 6 克　川楝子 9 克

方解：本方以生石膏清肠胃实火，生地滋阴清热，麦冬滋阴，知母泻火补水，瓜蒌仁清热润肠，柏子仁养血润肠，鲜石斛滋阴生津，橘皮理气和中，川楝子调下焦气化而清湿热。

按语：此病由于肠胃积热，津液缺乏，于是胃气下泄。古代以“猪膏发煎”治之，但因此方配煎不易，故改用上方，上方治法，主要以滋阴清热，理气润肠，使热清而津液来复，则肠胃得以滋润，气不致从阴道而出。

第六节　乳　　痈

乳痈，是产妇在哺乳期间，突然乳房结块，肿硬作痛，此时急宜疏肝调气，通利经络之法治之，不使化脓成痈，如若发生化脓，必须经外科治疗。

病因：由于肝郁气滞，乳汁堵塞于肝胃之络，遂致乳房结块作肿。

症状：乳房结块胀痛，乳汁难通，形寒发热，舌苔黄腻，脉象弦数。

治法：疏肝清热，通络行乳。

方剂：丹栀逍遥散加减。

丹皮9克　黑山栀9克　柴胡6克　赤芍9克　生甘草6克　旋覆花6克（包）　制香附6克　土贝12克　丝瓜络6克　路路通9克

方解：本方以丹皮凉血清热，黑山栀清三焦郁火，柴胡疏肝调气，赤芍泻肝散瘀，生甘草清热解毒，旋覆花理气软坚，制香附舒肝解郁，土贝散结消肿，丝瓜络清热通络，路路通通络通气。

按语：此病由于肝郁气滞，络道失宣，乳汁堵塞不通，故治法以疏肝清热，通络行乳，盖郁能生火，故必须佐以清热，使气能通畅，郁热得清，乳汁通利，则不致化脓成痈。

附注：除服汤药外，再可外用敷方，以生鹿角用水磨汁敷患处，使其结块渐化，内外并治，效果较好。

第七节　癥瘕积聚

癥瘕积聚，男女皆有之，癥与瘕，按其病变性质来说是不同的，癥是坚硬成块，固定不移，痛有定处，病属血分；瘕是痞胀无形，时聚时散，痛无定处，病属气分。至于积聚之病，与癥瘕同病异名，癥与积是有形可征，坚硬不移，瘕与聚是聚散无常，推之可移，癥积以下焦病变及妇科病症为多，瘕聚以中下两焦较多，要而言之，癥积之为病，多由于瘀积气滞逐渐形成，瘕聚之为病，多由于肝气郁结遂致发生。治疗方法，癥积以化瘀为主，体实者方用琥珀散，体虚者方用桂枝茯苓丸；瘕聚以行气为主，偏于寒者方用加味乌药汤，偏于热者方用丹栀逍遥散，附方于下。

1. 方剂：琥珀散

三棱6克　莪术6克　赤芍9克　当归9克　刘寄奴6克　丹皮9克　熟地12克　官桂3克　乌药6克　延胡索6克

方解：本方以三棱、莪术破血行气，赤芍泻肝散瘀，当归养血活血，刘寄奴破血消癥，丹皮凉血去瘀，熟地养血，官桂温阳活血，乌药、延胡索利气。此方通多补少，专入血分而化癥积，体实者相宜。

2. 方剂：桂枝茯苓丸

桂枝6克　茯苓15克　丹皮9克　桃仁9克　赤芍9克

方解：本方以桂枝温经通脉，茯苓利水去湿，丹皮凉血化瘀，桃仁破血行瘀，赤芍泻肝散瘀。此方以化瘀为主，但药力较缓，对体弱而患癥积者，可以采用之。

3. 方剂：加味乌药汤

乌药6克　砂仁3克　木香6克　延胡索6克　制香附6克　炙甘草6克

方解：本方以乌药疏通怫逆之气，砂仁行气调中，木香利三焦气化，延胡索行血中气滞、气中血滞，制香附调气解郁，炙甘草协调诸药。全方以调气解郁为主，故能治瘕聚之患。

4. 方剂：丹栀逍遥散

柴胡6克　当归9克　赤芍9克　白术6克　茯苓12克　甘草6克　薄荷3克　煨姜3克　丹皮9克　栀子9克

方解：本方以柴胡疏肝解郁，当归养血和血，赤芍泻肝散瘀，白术健脾燥湿，茯苓益脾渗湿，甘草和中，薄荷宣散解郁，煨姜和中，丹皮凉血化瘀，栀子清三焦，解火郁。全方以调和肝脾，佐以清热化瘀，肝郁易于化火，故佐以清热，使肝经疏泄正常，则气化可以通畅。

附：子宫肌瘤

子宫肌瘤是较常见的良性肿瘤。本病可以包括在“癥积”范围。

本病患者，年龄在四十岁以上者较多，其主要原因，常由于气血凝聚，或痰气郁结而逐渐形成，根据中医理论，冲为血海，任主胞胎，冲任两脉与子宫有着密切的关系，因此子宫有病，一定要影响冲任两脉，冲任两脉的作用，与月经有着直接的关系，如果冲任损伤，必然导致月经的紊乱，所以患子宫肌瘤的病人，往往发生以下几种情况：①月经先期量多；②月经量少而淋沥不断；③月经量多如冲。此病多由于气阴两虚，或阴虚血热，或气滞血瘀三种类型比较常见，治疗方法首先根据病人身体的强弱，病程的长短，病情的轻重，月经的多少，通过辨证，然后立法用药。

一、气阴两虚

病因：由于长期月经量多，以致气阴渐伤，气虚则不能摄血，阴虚则浮阳上越。

症状：面浮肢肿，头晕目眩，心慌气短，烦热自汗，腰腿酸软，月经先期量多，或淋沥不断，舌苔中剥边刺，脉象细弱。

治法：补气养阴软坚。

方剂：生脉散加味。

党参 12 克　麦冬 9 克　五味子 6 克　生地 15 克　白芍 9 克　生龙骨 15 克　生牡蛎 15 克　玉竹 12 克　昆布 12 克

方解：本方以党参补气健脾，麦冬、五味子养阴生津，生地养血凉血，白芍养血敛肝，生龙骨固涩，生牡蛎养阴软坚，玉竹补气养阴，昆布软坚。

按语：此病治法，根据中医辨证属虚，故以补气养阴为主，佐以软坚，使子宫肌瘤软化缩小，则月经可以逐渐恢复正常。

二、阴虚血热

病因：由于阴虚阳盛，血分积热，以致血热妄行。

症状：火升面赤，头痛头晕，目花耳鸣，心烦失眠，月经量多色深，舌苔薄黄，质红有刺，脉象细弦。

治法：养阴清热软坚。

方剂：三甲煎加味。

生牡蛎 30 克　生鳖甲 15 克　生龟板 15 克　生地 15 克　白芍 9 克　丹皮 9 克　麦冬 9 克　贯众 12 克　夏枯草 6 克

方解：本方以生牡蛎、生鳖甲、生龟板养阴潜阳软坚，生地养阴清热，白芍养血敛肝，丹皮清血中伏火，麦冬滋阴，贯众清热解毒软坚，夏枯草清热散结。

按语：此病由于阴虚血热，故用养阴清热软坚之法，使阴血渐复，血热得清，则血不致妄行，肌瘤亦能逐渐软化缩小。

三、气滞血瘀

病因：由于情志怫逆，肝郁气滞，血行不能流畅，积而为瘀，瘀血内阻，新血不能归经。

症状：胸闷胁痛，下腹胀痛，月经量少，色紫有块，甚至淋沥不断，舌边质紫，脉象沉弦。

治法：旋覆花汤合失笑散加减。

旋覆花6克（包） 青葱2寸 生蒲黄6克 五灵脂12克 乌贼骨15克 制香附6克 益母草15克

方解：本方以旋覆花下气化痰软坚，青葱宣通经络气滞，生蒲黄、五灵脂行血化瘀，乌贼骨宣通血脉，又能软坚，制香附调气解郁，益母草去瘀生新。

按语：此病由于气滞血瘀，故以调气化瘀软坚之法，使气能通畅，则瘀亦可化，肌瘤得以软化而缩小。

附注：以上三证，如出血量多，都可加三七根3克，或三七末3克冲服，如兼腹痛，改用云南白药3克，分三次调服。

除上述三种类型的辨证论治外，根据临床实践，在治疗过程中，还须根据不同的情况，分为三个阶段进行治疗，这样才能达到较好的效果。

第一阶段：在每次月经净后三周左右，主要控制月经，勿使其先期或量多，治疗方法，以健脾补肾为主。

处方：

党参12克 白术9克 茯苓12克 山药12克 熟地12克 白芍9克 生牡蛎15克 阿胶12克

如阴虚有热：加旱莲草12克、女贞子12克。

如偏于阳虚：加鹿角霜12克、菟丝子12克。

如有赤白带下：加贯众15克、椿根皮15克。

如腰痛剧烈：加狗脊12克、桑寄生15克。

如有腹痛、偏于寒者：加艾叶3克、姜炭6克。偏于热者：加川楝子9克、木香6克。

第二阶段：在行经期间，如月经量多，下腹不痛，或隐隐微痛，治疗方法，以补气养血为主，兼固冲任。

处方：

太子参12克　黄芪12克　熟地12克　白芍9克　艾炭3克　阿胶12克　玉竹12克

如出血量多，血色深红，兼有头晕耳鸣，目眩心悸，烦热自汗等症，治疗方法，以育阴潜阳为主，佐以清热凉血。

处方：

大生地15克　北沙参12克　天冬6克　麦冬9克　生龙骨15克　生牡蛎15克　莲肉12克　地榆12克　侧柏叶12克

以上两种情况，都可加三七末3克冲服，或三七根3克同煎，如有腹痛，改用云南白药2.4克分两次冲服。

如血量不多而淋沥不断，偏于热者，再加槐花炭9克，丹皮炭9克。偏于寒者，则加百草霜9克，伏龙肝15克。如身体较弱，并无偏热偏寒现象，改用血余炭9克，陈棕灰9克。如腹痛血色紫黑者，再加蒲黄炭6克，五灵脂12克。

第三阶段：在月经净后，主要缩小软化子宫肌瘤，治疗方法，以养阴软坚为主。

处方：

生牡蛎15克 生鳖甲15克 生龟板15克 昆布12克 海藻12克 贯众12克 土贝15克 夏枯草6克

如面浮肢肿：加党参12克、茯苓12克。

如大便溏薄：原方去昆布、海藻，加白术9克、山药12克。

如头晕目眩：加制首乌12克、枸杞子12克。

如心慌心悸：加麦冬9克、五味子6克。

如心烦失眠：加枣仁12克、莲肉12克。

如自汗盗汗：加生龙骨15克、浮小麦15克。

如胸闷痰多：加旋覆花6克、橘皮6克。

如胃纳欠佳：加扁豆9克、炒谷芽15克。

如口渴思饮：加北沙参12克、川石斛12克。

如消化不良：加木香6克、炙鸡金9克。

如下腹隐痛：加制香附6克、苏梗6克。

如白带量多：加沙苑子9克、芡实12克。

如腰痛腿痠：加川断12克、桑寄生15克。

如四肢抽筋或麻木：加木瓜9克。

如血虚肠燥：加柏子仁15克、瓜蒌仁12克。

如肠热便秘：加天花粉12克、知母9克。

如小便频数：加覆盆子9克、山药12克。

如小便热少：加泽泻9克、车前子12克。

要而言之，如病情复杂，症状较多，必须重点先行治疗，根据中医理论，所谓急则治标，缓则治本，通过辨证分析，既要照顾全面，又需精简用药为原则。